泌尿權威名醫診療衛教精華筆記 ✗ 解泌m癒全攻略

【全彩圖解影音版】

完全解析
攝護腺肥大
診治 照護 全書

台中慈濟醫院泌尿科主任
李祥生醫師 ◎著

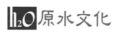
原水文化

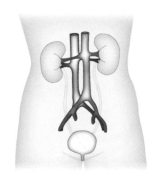
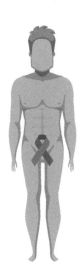

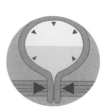

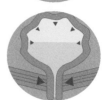

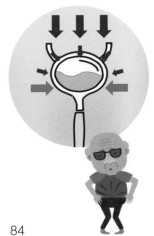

PART3 治療篇

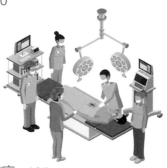

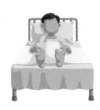

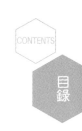
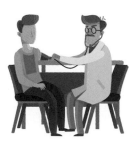

【本書內容影片】

攝護腺肥大篇

① 攝護腺的位置及功能 帶您深入了解男性自己的身體小檔案
（詳見 P.36）

② 攝護腺肥大也稱為「長壽病」但為何會得到呢？
（詳見 P.43）

③ 你急尿或排尿困難嗎？開會、看電影讓你一直跑廁所嗎？帶您知道攝護腺造成的症狀！
（詳見 P.81）

④ 要如何自我評估～攝護腺肥大的症狀呢？快自行測驗一下囉！
（詳見 P.85）

⑤ 帶您了解～醫師端如何幫您評估有沒有「長壽病」呢？
（詳見 P.101）

⑧ 攝護腺肥大能選擇什麼藥物來治療呢？
（詳見 P.139）

⑨ 得到「長壽病」不代表絕症、也不是就一定有「癌」！攝護腺肥大之手術的適應症
（詳見 P.144）

⑩ 攝護腺肥大如果需要手術，那手術需要注意什麼呢？原理是什麼呢？快來聽聽～
（詳見 P.151）

⑪ 傳統攝護腺手術會造成哪些可怕的併發症？你不得不知道的小秘密喔！
（詳見 P.169）

⑫ 擾人的攝護腺肥大「免驚」！手術的最新選擇。
（內含手術影片請自行斟酌觀賞、不血腥）
（詳見 P.177）

攝護腺也會發炎篇

① 急性攝護腺發炎介紹
（詳見 P.206）

② 急性攝護腺發炎的診斷及治療
（詳見 P.206）

③ 誰會得急性攝護腺發炎呢？
（詳見 P.206）

④ 慢性攝護腺炎———病例分享
（詳見 P.216）

⑤ 慢性攝護腺發炎原因症狀
（詳見 P.209）

3分鐘秒懂泌尿醫學、用藥及保健全攻略

⑥ 攝護腺肥大造成的併發症不容小覷！別讓小毛病拖到變成大疾病喔！（詳見 P.56）

⑦ 別害怕！什麼情狀下需要治療攝護腺肥大（詳見 P.127）

SP 李祥生醫師——尿尿這檔事『PSA的迷失』（詳見 P.107）

QA 攝護腺肥大之手術Q＆A詳細重點篇！男人啊這篇你不得不看啊！（詳見P.176）

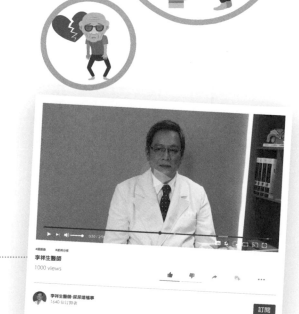

李祥生醫師
1000 views

李祥生醫師·尿尿這檔事
1640 位訂閱者

訂閱

⑥ 慢性攝護腺炎的症狀治療（詳見 P.210）

⑦ 慢性攝護腺發炎的另類療法（詳見 P.221）

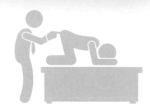

9

五顏六色的小便篇

檢視你的小便顏色!

① 簡介

② 尿從哪裡來?

③ 綠巨人浩客的小便…是綠色的嗎?

④ 紫色的尿是祥瑞還是凶兆?!

⑤ WOW 茶色的小便~肝臟發炎的先兆?

快來一同探討紅色的尿尿~

⑥ 別驚慌~紅色的小便不一定是出血唷!

⑦ 「哪泥」~運動完後尿尿變成醬油色!

⑧ 令人發毛害怕的血尿

⑨ 造成血尿的原因

⑩ 沒感覺的血尿更可怕

驚!!

疝氣篇

① 開場白

② 小兒疝氣的成因

③ 疝氣也會致命?

④ 疝氣的兄弟陰囊水腫

⑤ 「小兒疝氣」需要腹腔鏡嗎?

⑥ 「小兒疝氣手術」可能的併發症

⑦ 什麼原因…導致成人疝氣呢?

⑧ 什麼叫股疝氣啊?

① 疝氣的症狀與處置方式

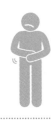

石在好硬篇

① 痛不欲生的結石

② 結石的治療方式

③ 結石的成因以及預防

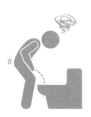

火辣辣ㄟ感染篇

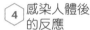
① 原來尿尿也會疼痛！

② 女性朋友們小心囉！

③ 可怕的細菌怎麼進來的呢？

④ 感染人體後的反應

⑤ 跟細菌戰鬥～

⑥ 泌尿道感染的症狀

⑦ 為何女性比男性更容易得到泌尿道感染？

⑧ 什麼樣的情況下會引起泌尿道感染？

⑨ 怎麼分辨泌尿道感染呢？

⑩ 怎麼樣去治療泌尿道感染呢？

⑪ 如何預防泌尿道感染？

⑫ 蜜月性膀胱炎

成功個案分享篇

① 攝護腺肥大手術之成功個案分享

② 攝護腺肥大案例分享

③ 體外震波碎石案例分享

REFERENCE

特別收錄

李祥生醫師——「尿尿這檔事」影音大補帖 3分鐘秒懂泌尿醫學、用藥及保健全攻略

小包皮 ✕ 大事情篇

① 開場白

② 包皮的功能

③ 包莖……是正常的嗎？

④ 包皮也有模範生？

⑤ 會出問題的包莖

⑥ 包皮需要手術嗎？

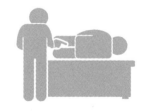

11

集 34 年泌尿科
臨床診療及預防保健的經驗分享

李祥生 醫師

從立定志向選了泌尿科為終身職業，歷經住院醫師、總醫師、主治醫師、主任醫師共 34 年，在這漫長歲月中，眼看著醫療科技的進步，許多治療診斷的方式不斷地在精進，在泌尿科領域中，某些劃時代革命性的進展發明更是改變了醫療觀念及方式，如泌尿系統結石的疾病，在 1980 年代體外震波碎石的發明及內視鏡儀器技術的精進，原本必須開腹摘取石頭的手術，大部分都被取代了。

記得當時還在住院醫師訓練中，每天從白天到深夜忙著手術，突然間，因為碎石機的發明的，手術到下午就全部結束了，因為減少了許多結石的手術，直至今日幾乎 90％以上結石疾病利用體外震波碎石術及內視鏡的處理就足夠了，對醫療資源的利用，國家經濟的節省有莫大的助益，尤其減輕了結石患者手術的痛苦及併發症。

再舉一例，1990 年後期「藍色小藥丸（威而鋼）」的發明，帶給了全世界的震撼，試想，人類為追求性功能的完美，耗時數千年追求許多偏方，秘方而不可得，卻在我們這個世代一顆藥丸就解決了，那是多麼偉大的發明啊！風起雲湧帶動了許多泌尿科專業人士投入男性學及性功能障礙的研究，儼然成為泌尿科顯學。

當然不止泌尿科，其他科系的進步也是有目共睹，一日千里，整體的醫療科技進步，技術水準的提高，許多新的更有利的診治方法推陳出新，帶給人類健康的維護，生活品質的提升，壽命的

延長。現代人的平均壽命確實是延長了，但新生兒出生率都降低了，人口分布圖中老年人區塊逐漸擴大，許多先進國家都產生這個社會問題，臺灣也不例外，隨著老年化人口增多，許多老年人的慢性疾病漸漸突顯出來，君不見凡是心臟血管疾病的門診，糖尿病的門診及老人醫學門診經常人滿為患，一號難求。

在泌尿科領域中，屬於老年人的疾病，當屬攝護腺的疾病，尤其攝護腺增生肥大造成的排尿障礙，攝護腺隨著年齡愈長愈大，症狀也愈嚴重，隨著人口老化，這類病患在泌尿科門診逐漸變多，攝護腺的疾病在泌尿科成為最大的一宗。為提升中老年男性的健康，增進生活品質，醫療經濟資源有效利用，對此疾病的正確認知，公共衛生保健的課題，實有必要大力推廣，深度研究。

科技雖有精進發達，醫療技術水準也不斷提高，但仍有一些民眾對攝護腺的疾病不甚明瞭，經常承受不必要症狀困擾，到了疾病出現了併發症才急急忙忙就醫，延誤了最好的治療時機。記得十幾年前，工作地點從台北遷到台中，所接觸的病患大都是從事勞動或是農務，身體壯碩耐力強韌，有些人常忽略本身的疾病，無病識感，畏疾忌醫，常拖到疾病到末期不可收拾的地步才被送到醫院。

記得曾經一個月內連續來了三位尿滯留的老年男性患者，原因是攝護腺增生肥大並出現兩側腎水腫，腎衰竭嚴重到要洗腎的地步，這是攝護腺增生肥大疾病拖到最後的結果。如果及早好好

治療追蹤也不會演變到最差的情況。為了提高一般民眾健康保健知識，減少疾病延誤的傷害，我遂常常走訪社區做衛教宣導，無奈本人閩南語講得不好，阿公阿婆總是有聽沒懂，成效不大。

我還改用 Youtube 視訊、網路衛教，講得雖是中文，期待年長者在家中有晚輩能幫忙翻譯，一連出了十幾集衛教短片，主講題目是攝護腺增生肥大的疾病，從簡單的解剖、功能、症狀、診斷、治療一路講下去，用句造詞均採最通俗易解的詞句。沒想到效果很大，點閱人數眾多，因之而來看診的人數增加不少，起到了早期診斷、早期治療的效果，且在門診有限時間內，對於不明白自己疾病的患者，無法做到全面仔細的解說時，也請病患或家屬回去 Youtube 視訊上觀看衛教影片，收到良好的反應。

我心裡想言語上有些隔閡，寫下文字的衛教，大家應該比較能理解，更能達到推廣醫學知識的效果，所以又開始撰寫攝護腺增生肥大的短篇衛教，同樣也是從解剖一路寫到治療保健。這也是這本書的雛形，嚴格說起來這本書不是醫學研究的成果，反倒是衛教短篇的集結。所欲表達的對象是一般非專業的民眾。

既是衛教為主，本書的內容雖然字數繁多又常常重覆，但文句非常淺顯易懂，一路下來，行雲流水，閱讀完之後必定能將男性攝護腺增生肥大及攝護腺發炎疾病有個基礎醫學的知識，對自己或家人的疾病有病識感，不至於延誤就診，且充實具備了和醫護人員溝通的能力，不致看完診後仍不明白醫師講了什麼，腦中一片霧煞煞。

　　本書的主題以攝護腺良性疾病為主，單純為攝護腺增生肥大合併排尿障礙及攝護腺發炎的疾病，沒有包括攝護腺癌。因為再加上攝護腺癌的探討，恐會混亂方向，到最後恐怕相互搞混，且現今攝護腺癌的治療進展太快，各種新的治療如雨後春筍般不斷推陳出新，今日的準則，明日恐怕已成為歷史。

　　本書分兩大單元，「攝護腺增生肥大」及「攝護腺發炎」，在流行病學的角度兩者皆涵蓋廣大的男性人口，從中年到老年，所以是值得許多人閱讀的一本書。編排方式從基礎的認識攝護腺的位置、功能、發病原因、症狀、診斷、治療、預防保健，循序漸進，並在相關章節配合 Youtube 的衛教視訊，相輔相成，希望更能加深讀者的醫學知識，達到醫學保健的目的。

　　作者從事泌尿科 30 餘年，所希望的不是每天開很多的刀，而是大家都無病痛，縱有身體不適也能早期知道、有意願去尋醫問診，不要將疾病拖到後來成大病，盡可能早期治療，將疾病控制住。這種知道疾病且有病識感去就醫，就有賴醫學知識的推廣，這是作者寫此書最主要的目的，也希望能真正對民眾的健康保健能有所助益。縱然只有一人能受惠，我也甚感欣慰。本人才疏學淺，竭盡所能撰寫此書，必有疏漏謬誤，望祈專業先進不吝指正。

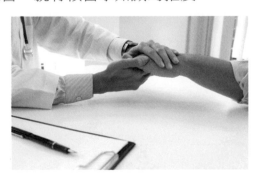

BASICS

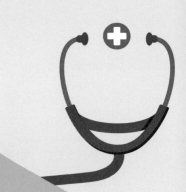

PART1
基礎篇

在臨床實務上，常和病友解釋某一疾病、某一器官時，病友面孔茫然，目瞪口呆，似懂非懂，醫病溝通之間出現障礙，譬如膽結石的患者，認為只要有碎石儀器均可處理任何結石；又譬如常見糖尿病或高尿酸患者到泌尿科看診，究其來因，原來認為病名皆有個「尿」字就與此掛勾，常發生令人啼笑皆非的誤會。民眾對於泌尿基礎知識的欠缺，則是提倡疾病衛教及預防醫學的最大障礙，尤其在治療疾病的當下，對「告知、說明」義務的實踐也形成一道阻礙。

進入本書核心內容之前，首先在〈基礎篇〉詳細介紹人體的泌尿系統，全文皆以簡單易懂的詞語說明，由於男女構造上的不同，也常衍生出不同臨床的症狀表現，甚至在排尿障礙上，起因、症狀、治療均不相同。在本單元中一一說明常見好發的泌尿系統疾病，讓您可以快速掌握住泌尿醫學的概念，和專業人員討論會有更清晰的方向，對於疾病或異常的臨床症狀才能有高度的警覺心。

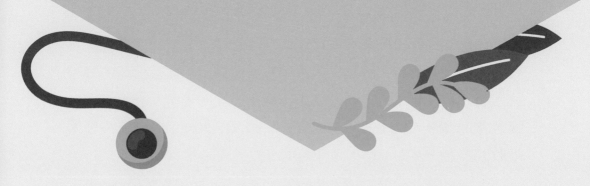

【第 1 章】認識泌尿系統的器官

想要討論成年男性的排尿障礙問題，首先我認為必須介紹一下人類的泌尿系統。**從大範圍了解一個疾病或異常，掌握住整體的概念，和專業人員討論或衛教時才能有清晰的方向，對疾病或異常的臨床症狀才能更敏銳，更抓到核心。**

介紹泌尿系統時，還必須分辨男女泌尿系統的不同。由於構造上的不同，也常衍生出不同臨床的症狀表現，甚至在排尿障礙上，起因、症狀、治療均不相同，就女性而言，進而成為另一專門的學識：女性泌尿學。在這基礎篇中，我只簡略描述男女的不同及好發的泌尿系統疾病。

(1) 腎臟

腎臟，是整個泌尿系統的靈魂，也是尿液產生的位置。人體有二顆腎臟形狀像蠶豆，體積約拳頭般大，它的功能是排除身體代謝的廢物，平衡身體中的水分，維持體內的酸鹼度恆定，及電解質（鈉、鉀、鈣等離子）的平衡。另外，腎臟還有內分泌的功能，調節血壓、釋放紅血球生成素刺激骨髓製造紅血球、合成活性維生素 D，以及幫忙維持骨骼鈣的恆定（圖 1）。

每天經過腎臟的體液會在腎絲球中過濾。腎絲球類似濾網，將大分子的蛋白質、醣類等保留下來，而濾出的體液再經由腎小管，將水分及有用的物質或分子、離子吸收回身體。一天經由腎臟過濾的體液大約 160 ～ 190 公升，絕大部分經由腎臟腎小管再吸收回身體，僅約 1 ～ 2 公升離開身體形成尿液。

腎小管回收體液程度大小，回收量多寡，端視身體是否缺水。

如果身體缺水（夏天出汗多，或攝取水分少了）腎小管就回收多些水分，這時尿液變少，顏色變深、變濃。反之，當身體不缺水（攝取水分過多，或者冬天排汗量少），小便則變多，顏色變淺變淡。這種回收水分的調控是由大腦控制。有些罕見的疾病造成大腦控制異常或腎小管本身再吸收不良，形成尿崩症，人很快就脫水了。

腎臟就是利用「過濾體液，再吸收」的功能，維持身體水分、電解質、酸鹼度的恆定，並排除身體代謝的廢物。一旦腎臟有了病變（外在因素，如：糖尿病、高血壓；或是腎臟本身疾病，如：結石、感染、多囊腎、腎絲球疾病），上述功能沒辦法完成時，就稱為腎臟功能衰竭，嚴重者必須接受體液透析（俗稱洗腎），利用儀器幫助身體過濾出代謝廢物，及維持人體恆定。

圖 1 ｜ 腎臟的構造

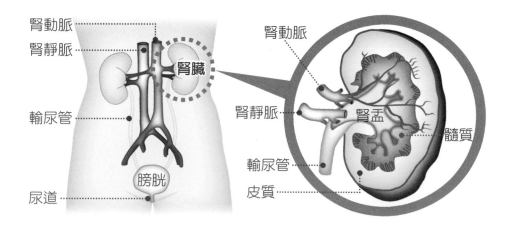

腎動脈
腎靜脈
腎臟
輸尿管
膀胱
尿道

腎動脈
腎靜脈
腎盂
髓質
輸尿管
皮質

在腎臟常見疾病中，腎臟細菌性感染以女性較多見。因為女性比男性好發膀胱感染，細菌會經由輸尿管逆行性的感染到腎臟。女性懷孕時，也是腎臟感染的高危險期，因為龐大的子宮壓迫了輸尿管，使腎的尿液排出不易、形成水腎，易造成細菌感染。這些是男女結構生理上不同，而有不同的腎臟感染發生率。

腎臟常見疾病

❖ 後天

① **腎結石**：腎結石是指尿液中的礦物質結晶聚合而沉積在腎臟裡，形成結石。男女均會發生，男大於女。通常小的結石尚不致造成症狀，大部分會隨著尿液排出體外，但如果結石過大會阻塞住排尿，造成腎水腫，導致劇烈腰痛。甚至引發細菌感染、高燒、寒顫、疼痛。

② **腎臟細菌性感染**：腎臟細菌感染大多先是膀胱受到細菌侵犯，再經由輸尿管上行到腎臟；或是身體其他部位感染，細菌經由血流而至腎臟，通常感染多發生單側，偶有兩側腎臟同時受到感染，症狀包括解尿痛、灼熱感、排尿困難、尿液混濁。嚴重者發燒、寒顫、全身不適，甚至敗血症，通常必須住院治療。

③ **腎臟癌**：腎臟癌又名腎臟細胞癌，在任何年齡均可發生，40 歲至 70 歲之間為高的發生率，男女比例約為 1.5：1，早期腎臟癌都沒有任何症狀，隨著腫瘤慢慢增大，開始出現血尿、腰痛及腹部腫塊，病患表現疲倦，體重減輕、貧血、食慾不振。若轉移到其他器官，如腦、肝、肺、骨骼，又會引發不同器官的障礙。

❖ 先天

① **單一腎臟缺失**：由於胚胎發育過程中出了問題，造成胎兒單一側腎臟完全缺失，或是發育不良或呈萎縮狀無功能的腎臟。另一側正常的腎臟則負擔較大的任務，所以會形成代償性增大。一般均不易早期察覺，待往後做體檢或其他原因做檢查時才會發現。

② **囊性發育不全**：胚胎發育中，腎臟成形的過程出問題，無法形成正常腎臟取而代之的是多數囊泡及結疤組織，沒有正常腎臟

組織，完全不具腎臟功能，發生在單一側腎臟，另一側正常腎臟則代償性增生肥大。

③ **多囊腎**：多囊腎又名泡泡腎，和囊性發育不全及單純腎囊腫截然不同，多囊腎兩側腎臟都佈滿大大小小的水囊，為體顯性遺傳，男女均會發生，患者腎功能慢慢惡化，最後必須透析治療。平均開始透析的年齡約 53 ～ 56 歲，症狀尚有血尿、腰痛、高血壓、結石及泌尿道感染，治療目標以延緩患者進入末期腎臟病而必須透析的時間。

(2) 輸尿管

　　輸尿管是一條細管，主要功能是將腎臟產生的尿液輸送到膀胱。它有一特殊構造，就是在輸尿管壁上有二層平滑肌，肌肉走向呈內環狀外縱走狀，利用一定頻率收縮、協調、共濟，將尿液朝一定方向（向下至膀胱）運送，類似腸道蠕動將食物團向下方運送。

　　由於這種特殊的主動運送方式，臨床上無法利用人工管狀的合成物來替代。在循環系統中，血液的流動是靠壓力來推動，所以可以用人工血管取代正常血管。但當遇到輸尿管缺失的情形（因外傷或疾病），沒有人工代替品，常是醫師最棘手的問題。醫師頂多利用一段腸道來代替輸尿管，否則只有將正常剩餘的輸尿管拉到肚皮外開口，將尿液直接排到造口處。

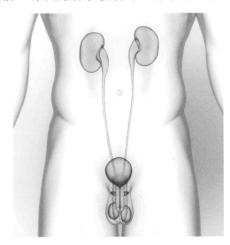

　　當膀胱輸尿管開口防逆流機制出問題，便會產生輸尿管膀胱尿液逆流。當膀胱收縮排尿時，膀胱內部會產生高壓，如果輸尿

管膀胱開口處沒有防止尿液逆流的機制，尿液就會逆向回衝到腎臟，造成腎臟，輸尿管水腫。

因尿液上上下下迴盪排不乾淨，一旦細菌感染，細菌將立刻上升到腎臟，對腎功能極具破壞力。這樣的狀況常發生在女嬰，但隨年齡增長，輸尿管防逆流機制會逐步改善。

輸尿管常見疾病

❖後天

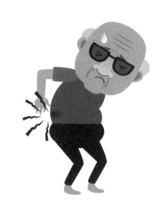

①**輸尿管結石**：泌尿系統的結石大都源於腎結石，尤其輸尿管結石通常不是原發性的，多從腎臟結石隨尿液下滑至輸尿管造成運送尿液的通道被石頭阻塞，臨床症狀常表現腰部劇痛、噁心、嘔吐，有時合併細菌感染、發燒、畏寒。

②**輸尿管癌**：輸尿管癌、腎臟腎盂癌及膀胱癌均來自尿液傳輸，貯存的管道內皮，我們稱之為移行上皮癌，細胞型態上完全相同，輸尿管癌早期並不會有明顯的症狀，最主要被發現原因是血尿，當癌細胞大到一定程度就會阻塞尿液的運送，造成同側腎積水、腰部疼痛。輸尿管癌有單一的、多發性的，有時更和同側腎盂癌合併發生，因為同屬移行上皮的緣故。

❖先天

①**巨大輸尿管**：正常輸尿管是細細的，當有尿液流經時會暫時的擴大。如果輸尿管的管徑比正常還要明顯巨大，就成巨大輸尿管。造成原因有阻塞，如：先天輸尿管膀胱交接處狹窄、先天輸尿管膀胱開口處囊腫，其他原因，如：膀胱尿液逆流，排尿

時尿液倒流到輸尿管，輸尿管承受較大的壓力，慢慢就被擴大了。巨大輸尿管積存許多尿液，會因阻塞形成腎水腫，也易受細菌感染，對腎功能影響頗大。

② **雙套輸尿管**：雙套輸尿管又名雙套集尿系統，由腎盂到膀胱之間的輸尿管分別有兩條，各走各的直接在膀胱內有兩個開口，名為完全雙套輸尿管，也可以兩套輸尿管在進入膀胱時合而為一，只一個開口在膀胱，名為不完全雙套輸尿管。大部分雙套輸尿管均正常，無任何臨床症狀，少部分雙套輸尿管會產生膀胱入口處狹窄或尿液逆流，形成上述的巨大輸尿管及輸尿管水腫，甚至有時完全雙套輸尿管中一條會有異位性開口，如出口在女性陰道或尿道括約肌之外，形成持續性漏尿，在男性會發生在攝護腺及儲精囊，雖不致尿失禁，反造成局部腫脹發炎。不論阻塞、逆流、異位性開口，都是容易合併細菌性感染。

③ **輸尿管狹窄**：先天輸尿管狹窄最常發生在輸尿管和腎盂接合處，因為尿液流通受到阻塞障礙，造成腎臟積水，也因此腎臟內集尿系統長期壓力累積而影響腎臟發育，或腎臟退化萎縮。因為屬於先天性，在胎兒或新生兒期就可能發生，也是胎兒、新生兒最常見腎水腫的原因。

嚴重的輸尿管腎盂交接處狹窄，需儘快手術矯正以保存剩餘的腎臟功能，並讓腎臟能繼續生長發育。臨床症狀腹部腫塊（**腎水腫**）、腹痛、膿尿、血尿，小兒發育不良。在輸尿管膀胱交接處先天性狹窄比較少見，也是巨大輸尿管原因之一。

④ **輸尿管膀胱尿液逆流**：因輸尿管膀胱開口防逆流機制出問題，排尿時尿液回衝而導致腎臟水腫和感染。較常見於女嬰。

(3) 膀胱

　　膀胱是一個囊狀的結構,總體構造大部分為肌肉(平滑肌),內部是襯裏內皮細胞層。膀胱主要功能為儲存尿液及排放尿液,成人正常膀胱容量最大約 700cc,在 300 ～ 350cc 時就有排尿的壓迫感。當充滿尿液時,膀胱會呈圓形或橢圓形(圖 2、圖 3)。

　　它的肌肉稱為逼尿肌,肌肉走向無一定規則方向,縱橫交錯,主要是利用物理原理,將來自四面八方不同的收縮力回歸至圓體中心,順利將尿液逼出體外。

圖 2 | 女性下泌尿道構造

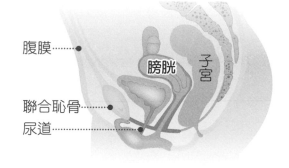

腹膜
膀胱
子宮
聯合恥骨
尿道

圖 3 | 男性下泌尿道構造

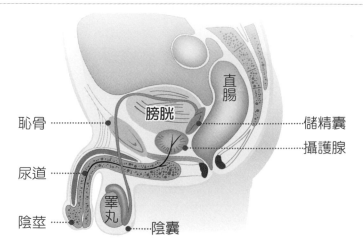

恥骨
膀胱
直腸
儲精囊
攝護腺
尿道
睪丸
陰莖
陰囊

膀胱常見疾病

❖ 後天

①**膀胱感染**：女性較常見，因為尿道較短，外界細菌很容易經由尿道侵入膀胱，停經後婦女，因陰道內酸鹼度改變，變得容易受到感染。

②**K他命膀胱發炎**：因為吸食K他命，直接對膀胱造成嚴重發炎、結疤，膀胱縮小容量變小，逼尿肌受傷不具收縮能力，臨床上因頻尿、尿失禁、排尿疼痛，患者幾乎須整天抱著馬桶。

③**膀胱結石**：大部分情況是由上端輸尿管排下來的，也有些是膀胱尿液排空不良而成結石，如攝護腺增生肥大，尿道狹窄。

④**膀胱過動症**：最主要症狀就是膀胱容量變小，變得頻尿，且膀胱逼尿肌不受控制，產生不正常的收縮，患者常常尿來得很急，無法憋尿，甚至尿失禁。年紀越大，膀胱過動的比例愈高，在臺灣不論年紀、性別，盛行率為 18.6%。除了年長器官功能退化原因之外，尚有神經性病變—中風、巴金森氏症等，停經婦女尿道陰道萎縮，男性膀胱出口阻塞（攝護腺增生肥大）或者純粹心理因素等。頻尿、急尿、尿失禁、夜尿是其特點。

⑤**膀胱癌**：是人類最常見癌之一。大部分是移行上皮癌，也是國人最常見泌尿道腫瘤之一。常表現無痛性血尿，有時有類似膀胱炎灼燒感或小便困難，危險因子包括接觸染料者、染料工人、美髮業、油漆工、常染髮者。

⑥**膀胱憩室**：由於膀胱出口阻力增加，膀胱要用更大的壓力才能逼出尿液，久而久之，長期膀胱高壓，將膀胱壁壓向外膨出，形成憩室。因憩室沒有肌肉層，所以沒有收縮的能力，存於其內的尿液將無法排出，容易造成感染、結石。

❖先天

● **膀胱三角發育不全引起膀胱輸尿管逆流**：膀胱三角發育不全常導致膀胱收縮排尿時，抵抗尿液逆流的機制未發育完全，尿液沿著輸尿管逆流至腎臟，使腎臟、輸尿管水腫，容易引起細菌感染，常發生新生兒、幼兒，女性大於男性。嚴重者需要手術矯正。輕微者，隨著年齡增長，逆流情況會逐漸改善（和上述輸尿管膀胱逆流是同一疾病）。

(4) 尿道

尿道，和輸尿管同樣為專司尿液運輸的管道。成人男性尿道長 25 公分左右，成人女性長 4 公分，女性尿道較短，細菌逆向往上進入膀胱的機會較男性容易，這也是女性容易得膀胱炎的原因。

男性在膀胱出口的 2.5 ～ 3 公分尿道被攝護腺包覆，攝護腺本身的問題（增生肥大、癌、發炎）常常引起排尿的障礙。正因如此，幾乎可以將膀胱、近膀胱的尿道，攝護腺看為一體，因為攝護腺的疾病，常是三者互相影響，共同引起複雜病變及症狀。

尿道常見疾病

❖後天

① **尿道狹窄**：就是尿道某一部分因為外傷或感染發炎、潰瘍，於尿道修復過程中導致纖維化結疤，使得尿道變得狹窄，尿液無法順利排出。接受過下泌尿道手術、膀胱鏡檢、長期導尿造成

PART1
基礎篇

第1章

認識泌尿系統的器官

(4) 尿道

(5) 攝護腺

尿道外傷，曾患有尿道炎（淋病、披衣菌感染）均可為尿道狹窄原因。症狀除排尿變細、變弱、無力，且會因感染而有發燒、寒顫、排尿疼痛症狀。

② 尿道結石：尿道通常不會自行形成結石，大都是由腎臟排出結石，經尿液流入膀胱再排入尿道，大部分的結石皆可順利由尿道排出，但如果有攝護腺增生肥大或尿道狹窄，結石會卡在尿道形成急性尿滯留或排尿障礙，常必須經由膀胱鏡碎石術去解決急性阻塞的症狀。男性較常見，因為攝護腺加上尿道比女性長。

③ 尿道感染：女性尿道短，易受來自腸胃細菌的感染，男性尿道長，雖不似女性般易感染腸道細菌，但年輕人常見性病的尿道炎（披衣菌、淋病）。

(5) 攝護腺

攝護腺（又名前列腺）是只有男性才具有的器官。攝護腺的疾病主要分為三大類，其中先天性疾病較少見，大都是後天性疾病。

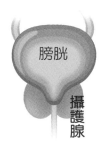

膀胱

攝護腺

第一類 ● 攝護腺增生肥大 ➡ 當年紀大時，增生肥大的攝護腺壓迫尿道阻塞了膀胱出口，引起排尿障礙，並導致膀胱病變。

第二類 ● 攝護腺發炎 ➡ 可分細菌性感染或非細菌性感染，尤其慢性的非細菌性炎，常造成中老年人困擾，影響生活品質甚鉅。

第三類 ● 攝護腺癌 ➡ 是目前國內年長男性多見的癌症之一，其成因、診斷、分期、治療非常複雜，且隨著科技醫療不斷的進步，這個領域也不斷精進更新。本書並沒有探討攝護腺癌，將來在泌尿系統癌症專書中再特別介紹。

至於攝護腺鈣化或攝護腺囊腫，基本上不是疾病，常伴隨著攝護腺肥大增生出現的現象，臨床上不會特別針對鈣化或囊腫處理。第一、第二大類的攝護腺疾病，就是本書主要探討的範圍。

攝護腺常見疾病

① **急性攝護腺感染**：攝護腺因增生肥大排尿障礙而引發細菌感染，或是因為針刺經直腸切片誘使細菌感染，症狀猛烈，下腹疼痛、排尿障礙疼痛等局部症狀，及發燒、寒顫、低血壓等敗血症現象。

② **慢性攝護腺炎**：攝護腺本身有發炎反應，但並非細菌性感染，造成因素頗多，基本上熬夜、工作壓力大、久坐、攝護腺肥大、酗酒等，皆為危險誘發因素，常在成年、中年男性，症狀主要為會陰部、睪丸、下腹部不適，排尿障礙、射精出血及性功能障礙，嚴重影響生活品質。

③ **攝護腺癌**：攝護腺癌的原因不明，在臺灣每年診斷出攝護腺癌的發生率逐年升高，剛開始症狀如同攝護腺增生肥大的排尿障礙，至末期轉移後，開始會出現疲倦、食慾不振、體重減輕、貧血、骨骼疼痛，及病理性骨折的症狀。目前國內年長男性多見的癌症之一，其成因複雜。

(6) 骨盆底的肌肉群

這些肌肉群結合尿道的外括約肌，一起管控排尿的機制，讓我們人類能在適時適地的小便。這些肌肉是隨意肌，可以自由意識控制排尿，當這些肌肉老化、退化，排尿的控制能力就會下降。

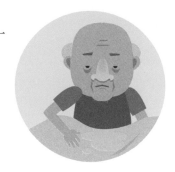

　　尤其女性，年輕時自然生產常造成骨盆底肌肉受損，當年齡大時，再加上更年期賀爾蒙的改變，會使骨盆底肌肉鬆弛，有時骨盆內器官臟器常常因重力而脫垂（膀胱、子宮、大腸），進一步無法管控排尿，排尿不淨、急尿、尿失禁（用力、舉重物、咳嗽、打噴嚏）（圖4）。

圖4｜骨盆底肌肉運動

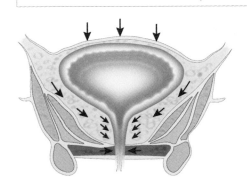

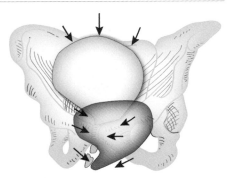

▲在正常情況下，膀胱壓力上升時，尿道會緊閉不會漏尿。

▲在膀胱和尿道鬆弛的狀態下，膀胱壓力上升時會導致漏尿。

　　以上是整個從腎臟到尿道的泌尿系統常見的疾病，也是泌尿科日常處理泌尿系統的大部分疾病。本書主要討論攝護腺的疾病，以及攝護腺引起的排尿症狀及治療預防。本章節先大致介紹整個泌尿系統及男女之區別，以免各位見樹不見林，以為泌尿系統只有攝護腺的問題。有了整體架構之後，本書再討論專屬男性攝護腺的問題。

器官	疾病	男性	女性
腎臟	結石	✔	✔
	細菌感染	✔	女性多於男性，因為膀胱細菌感染的比率比男生高，細菌經由逆行性（上升性）而感染腎臟
	癌症	✔	✔
輸尿管	結石	✔	✔
	癌症	✔	✔
	先天輸尿管腎盂交接處狹窄	✔	✔
	雙套輸尿管	少見	發生率大於男性
	輸尿管膀胱尿液逆流	✔	發生率大於男性
膀胱	結石	發生率高於女性，常見尿道狹窄，年長者攝護腺增生肥大，殘尿增加	少見
	細菌感染	年輕人少見，發生在年長攝護腺增生肥大，排尿障礙	多見，各年齡層，因為尿道較短，易遭外界細菌侵入感染，懷孕，停經
	K他命發炎	不分男女，只要吸食就易發炎	不分男女，只要吸食就易發炎
	膀胱癌	✔	✔
	膀胱過動症（頻尿、急尿、漏尿、夜尿）	常和攝護腺增生肥大排尿不順一併發生	常見
	膀胱憩室	和排尿阻力增加有關，尤其攝護腺增生	少見

器官	疾病	男性	女性
攝護腺	增生肥大	✔	無
	發炎	✔ （40～70歲多見）	無
	癌	✔	無
尿道	狹窄（外傷、發炎）	✔	少見
	細菌感染	✔ （常和性傳染病有關，披衣菌、淋病）	常和膀胱細菌感染一併發生
	結石	✔ （常由膀胱排出時卡住）	少見
骨盆底部肌肉群 （外括約肌）	外傷（手術）	✔ （常見攝護腺手術後併發症）	少見
	鬆弛，骨盆臟器脫垂	✘	年長、多產婦、肥胖女性、停經婦女
	應力性尿失禁 （出力時漏尿）	少見 （和攝護腺刮除或根除手術有關）	多產婦、產程過長、胎兒較大、停經婦女

※ ✔代表會發生　✘代表不會發生　無：無此器官

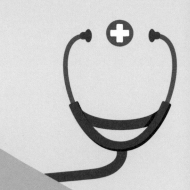

PART2
概念篇

男性到了中老年之後均會有攝護腺增生肥大的病理現象，且隨著年齡繼續增大，到了 60 歲左右，幾乎 50% 以上的人會出現排尿障礙，到了 80 歲，約 90% 的人會有排尿障礙，影響人口數眾多。

本單元要討論和男性排尿障礙相關的攝護腺，從攝護腺的位置、正常生理功能，以及為何會不斷增生肥大？增生後對排尿障礙的影響？並詳細描述因為攝護腺增生肥大所導致排尿障礙的症狀，並細分為阻塞型，及刺激型的排尿障礙症狀，如何經由表格量化，算出一個人排尿問題的嚴重程度，及對生活影響程度。

以資深臨床醫師面對每一位男性年長者的排尿障礙如何問診？如何檢查？如何得到客觀的疾病診斷及嚴重程度？對於一些具侵襲性或耗時的檢查項目（如：膀胱鏡、尿路動力學檢查等），在哪些情形下必須要做？最後關於和攝護腺癌息息相關的腫瘤指標、攝護腺特異性抗原的判讀等內容，完整詳細介紹男性排尿障礙攝護腺增生肥大的原因及診斷，讓您在面對各階段病症的診療都能找到最好的答案。

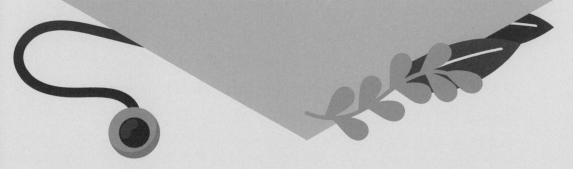

【第 1 章】攝護腺是什麼？

　　由於醫療的進步，大眾對醫療保健知識的提升，人的平均壽命延長，臨床上許多老年疾病的發生頻度及數量逐漸增加，如：糖尿病、骨質疏鬆、老人智能退化、退化性關節炎等等。對於老年男性的好發疾病，除了上述列舉疾病外，大家一定想到排尿問題，也一定常聽到攝護腺（前列腺）的疾病。

　　提到攝護腺，絕大多數的人一定感到熟悉又陌生。熟悉的是常常耳聞攝護腺的疾病，陌生的是真要指出攝護腺在身體哪裡？有什麼功能？又常語焉不詳。現在就由我從案例中介紹攝護腺。

(1) 攝護腺位置在哪裡？

　　它位在膀胱的出口處，包住一段尿道，梨狀的外觀，尿道從其中穿越。如果把攝護腺比擬為一座山，尿道就好似在山中的隧道一樣。這樣的構造形成老年男性排尿障礙的物理原理，因為當攝護腺不斷增生變大時便會壓迫尿道，造成排尿阻力增加、排尿不順，這是攝護腺引起排尿問題最核心的病因。

　　攝護腺實際上在膀胱下端，及膀胱的出口地方，環繞著尿道，大小約 20 公克，類似栗子或胡桃核大小。其後為直腸，前為骨盆的恥骨（陰莖根部可觸摸到的骨骼）。由於位於下腹部骨盆腔靠中心下方的位置，從身體表面很難指出其位置，唯有經由直腸肛門觸診，我們才能摸到攝護腺的後面。所以不要奇怪，為何檢查攝護腺增生肥大造成排尿障礙，醫生總要用手伸進肛門進行指診檢查（圖 5、圖 6）。

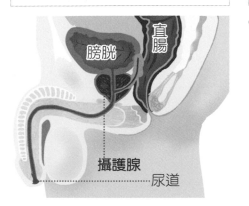

圖 5 ｜攝護腺的位置

膀胱　直腸

攝護腺

尿道

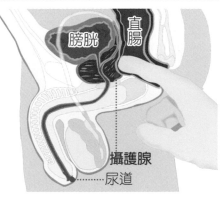

圖 6 ｜攝護腺觸診檢查

膀胱　直腸

攝護腺

尿道

如果把攝護腺像西瓜一樣切開來看，除了尿道穿越其間外，可以區分為幾個區塊，其中緊貼著包圍尿道為移行區（約佔10%），**攝護腺增生最好發於移行區**，所以很容易壓迫尿道。而周邊的後方區塊是攝護腺癌常出現的地方，70％攝護腺癌發生於此區塊（圖7）。

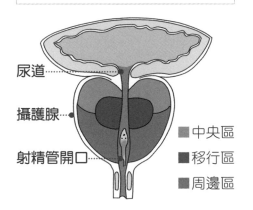

圖 7 ｜攝護腺剖面

尿道

攝護腺

射精管開口

■ 中央區
■ 移行區
■ 周邊區

(2) 攝護腺在人體到底有何功用？

首先，攝護腺在醫學上歸在男性生殖器官的一部分，會產生分泌液。攝護腺分泌液和男性生育有關，佔射精的精液量的三分之一，和由輸精管來的精子，儲精囊的分泌液及球狀尿道分泌物共同構成精液整體。

精液呈弱鹼性，這能使精子在呈弱酸性的陰道內仍能保持及延長其活力，有助於受精。**攝護腺液有許多酶、鋅及檸檬酸，能**

提供養分及保護精子不受外在環境的不利因素影響。其中還有一種酶，是攝護腺特異抗原，功能是把濃稠的精液稀釋液化，使精子更能無阻力的遊走，有助於受孕。所以攝護腺會產生精液，可以保護精蟲及幫助受孕。

其次，**攝護腺本身也有肌肉，可以在性交時將精液經由攝護腺內的射精管逐步推入尿道內。**當射精時，攝護腺的肌肉和膀胱出口的內括約肌一同協力收縮，關閉膀胱的出口，使存在尿道的精液只能向前衝，從尿道口射出。正常排尿時，攝護腺射精管口的肌肉也會收縮，關閉射精管口，防止尿液逆流至攝護腺或儲精囊。

綜合上述，**攝護腺功能是分泌精液，滋養及保護精子，並增加延長其活力；在射精的機制上能推送精液，並防止逆行性射精，有助於男性的生育力。**所以攝護腺在青壯年生育年齡很重要，到了老年，生育不再需要，攝護腺本該功成身退，退隱江湖。

實際上，攝護腺從年輕開始就會不斷增生肥大，到了老年不需要它了，它卻反而作怪起來，最常見因肥大而造成的是排尿障礙，另外則是攝護腺癌。本書將深入探討攝護腺增生肥大。

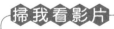

Ep1. 攝護腺肥大篇
攝護腺的位置及功能、帶您深入了解男性自己的身體小檔案

(3) 診療室趣聞與衛教分享

A. 男女不分 中年婦女和老公相同的症狀

在一個炎熱的夏季，某日門診剛過正午，窗外艷陽高照，很少人在外行走，想必又是一個超標高溫的一天。上午診從早上一直看到正午，護士小姐、助理也累了，卻還有二十多位病患在排隊等著看病，既然短時間無法結束，我決定先讓工作人員休息 30 分鐘，吃過便當後再開始看診。

不料剛掛出休息 30 分鐘的牌子，有一位中年婦女氣噗噗的衝進診間，大聲又急促地說：「李醫師，我從一早來到現在，又檢查尿液、又重新排隊，耗費一上午時間。這還好，反正看醫生嘛，哪一位病人不用等？最讓人無法忍受的是在等的過程中，我已經跑廁所來回數十次了！無法再忍耐下去，小便又痛又急，一定是攝護腺發炎了。李醫師，你先看我一下，不然我就又要上廁所了。」語氣有些不耐煩。

全診間的工作人員聽完她一番話後，全都靜下來，雙目不自覺的對她打量了須臾。倒不是因為她的唐突舉動，而是她的用詞「攝護腺發炎」令人驚訝。可能她也覺得有些不禮貌，語氣稍和緩地說：「是真的，尿尿好痛，也很難解出來。」

我和氣的對她說，妳的症狀、不舒服我完全明白，但為何會認為是「攝護腺發炎」？我看了她尿液檢查白血球超高，>100/HPF，接著說道：「不用焦急，我會先看完妳再去休息的。」

聽完我的說的話，她似乎也安定許多。她說，去年她老公也是相同的症狀，她陪老公來看我的診，當時診斷是急性攝護腺發炎，後來住院幾天打上點滴也就好了。如今她也有相同急性排尿症狀，應該是和她老公相同的疾病。

我和她進行了一番衛教，告訴她，她應該是罹患「急性膀胱炎」，不是急性攝護腺炎，因為只有男生才有攝護腺。不知她有否聽進去，只見她坐立難安，推測又要去廁所了，只好先開了抗生素，交代一些注意事項，她就急急忙忙走出診間。

　　這裡要說的是，仍有許多人對攝護腺不了解，甚至男女不分，不知道只有男生才有攝護腺，更不用提它的位置及功能了。**男性女性都有專屬的器官，如：女性的卵巢、輸卵管、子宮、陰道；男性的睪丸、輸精管**。這些器官都很容易依文生義，理解是男女的不同構造。但攝護腺不同，到底「護」什麼「腺」，什麼是「攝護」？

B. 地域不同，名詞也不同 攝護腺是前列腺嗎？

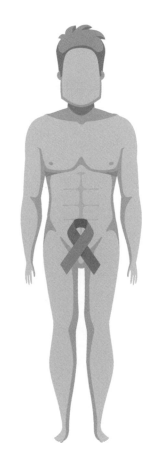

　　2017 年 11 月，我去上海為民眾做衛教，衛教題目是「老年男性的排尿困難」，當然一定會提到攝護腺。衛教完之後，有一位聽眾提問：「老師，你講的攝護腺是不是前列腺？」我才驚覺雖然同是講中文的地域，有時同一樣東西、同一物質會有不同的名稱。這次衛教可能有大半人不知道攝護腺是什麼？

　　在大陸地區，人們沿襲日本的**翻譯**，把攝護腺當成前列腺，在臺灣這兩個名詞則都有人使用。醫界的翻譯或中文文章中，兩者也是均可使用。攝護腺的英文（Prostate）源自希臘語，意思是「在前面的組織」（意指在膀胱的前面），所以日本語還有大陸普通話稱為「前列腺」，一般我們則稱之為攝護腺。雖然是兩個不同的中文名稱，但其實是指同一個器官。

這次的經歷告訴我，進行衛教時必須要先正名，知道當地人的慣用名詞。

C. 尷尬的時刻 妳的攝護腺很小耶！

說來好笑，我自己也有一個案例，鬧出笑話。某天的門診，一位看似約 60 歲以上的老年人，穿著西裝褲、襯衫進入門診，主要訴求是排尿無力，常常解尿要花上一段時間。因為是排尿障礙，又是年長者，我隨即請他脫下褲子，站立在檢查床邊，上半身趴下，直接做肛診檢查。

但是怎料怎麼觸診都沒有摸到攝護腺，忍不住說：「奇怪，你的攝護腺很小呢。」不料對方卻回答：「我是女生啊。」聞言頓時讓我尷尬萬分，臉紅到耳根上，只見周遭護理師、助理、實習醫師大家忍著不敢笑。

我馬上接著詢問她的症狀持續多久？將焦點轉移，好在對方也不在意，這事就這樣過了。仔細再打量她一下，身體偏瘦、西褲襯衫、頭髮削平打短，不仔細注意，還真讓人會誤認為男性。

雖然是讓大家笑一下，仍要注意**攝護腺是男性的器官，女性沒有**，這是重要的常識。因為攝護腺深藏在骨盆內部，不似睪丸陰莖顯露於外，常使人們聽過這名詞，卻不知在何處，更會誤解是男女均有的器官。

【第 2 章】攝護腺為何會增生肥大？

(1) 年齡和男性賀爾蒙是關鍵

　　人體所有的器官組織都會隨著年齡老化及退化，甚至萎縮，唯有攝護腺會隨著年齡逐漸變大、細胞數目增加。按身體功能學分析，攝護腺只在年輕時對男性生育生殖有幫助，對於老年男性，目前看不出有任何功能，反而因肥大增生造成干擾排尿的正常機制。

　　為何攝護腺會不斷增生呢？**攝護腺是腺體細胞和間質細胞一起增生，數量變多。當新陳代謝率失衡，新生的細胞增快，而死亡凋謝的細胞變慢，逐漸累積細胞的數量，就會造成攝護腺增生。**引起這種失衡狀態，包括許多可能因子：男性賀爾蒙、女性賀爾蒙、攝護腺細胞上男性賀爾蒙接收器的活性與數目，以及各種生長因子。

　　尤其男性賀爾蒙不但會提高攝護腺細胞新生，還會抑制細胞死亡。男性賀爾蒙雖不是攝護腺增生的唯一原因，但卻是必要因子，如中國古代宦官從小就切除睪丸（主要產生男性賀爾蒙的器官），所以將來從成年到老年都不會發生攝護腺增生的困擾。

　　一般來說，攝護腺從中年開始逐漸增大，越老攝護腺越大，排尿障礙症狀也隨年齡逐年加重，所以**攝護腺增生肥大，絕對是老年人的特有疾病，有人又稱之為「長壽病」。**

　　另外，家族性的遺傳在攝護腺增生也扮有一定的角色，這類族群的人發生攝護腺增生肥大引發症狀的年齡比一般男性早，且攝護腺大小比同齡的人還大，需要手術治療的年齡也較早。

(2) 我什麼時候會有攝護腺增生肥大呢？有多少人會得病呢？

攝護腺從 30 多歲就開始增生，隨著年齡增加，其出現增生肥大的比率越高，大約 41 ～ 50 歲男性其發生比率為 30％，51 ～ 60 歲 50％，超過 80 歲後則為 90％（圖 8）。所以只要夠長壽，活得越久，幾乎每個男性都會有攝護腺增生肥大的現象，泌尿科醫生常流行一句玩笑話，「不論你多麼英明神武，總有一天等到你」，這裡提到的就是攝護腺增生。

如果以 65 歲為界限，內政部統計臺灣目前高於 65 歲人口為 15％，按臺灣 2300 萬人口，排除女性，也大約有 170 萬老年男性（2300 萬×15％×50％），均可能為攝護腺增生肥大的病患。盛行率如此之高，對泌尿科醫療專業導向、國家醫療資源計畫、健保的政策制定都是很大的影響。尤其臺灣近年來出生率低，老化人口比例逐年攀升，攝護腺疾病更凸顯其重要性。

總而言之，雖然不是每個男人都會有攝護腺增生的困擾，但年齡愈大，有攝護腺問題的機率會愈高。

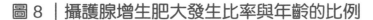

圖 8 ｜攝護腺增生肥大發生比率與年齡的比例

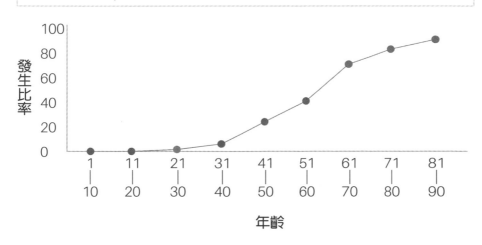

(3) 如何評估攝護腺大小？如何量化攝護腺的體積？

攝護腺增生好發在尿道旁的移行區域，增生包括腺體、肌肉、纖維及血管組織。除了移行區，其他區塊也會有增生的現象，時間久了總體的攝護腺體積也會加大。臨床上常藉由肛門指診的觸診來感覺它的範圍，但因為只能摸到腺體的一個面向，測量上並不精準，比較準確的量法為利用超音波在恥骨上向下掃描，或經由直腸直接向攝護腺掃描，得到整個攝護腺的長軸、橫軸及縱軸，再由數學公式算出多少立方公分或直接算出多少公克（圖9、圖10）。

圖 9 ｜攝護腺超音波測大小

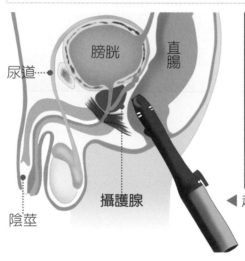

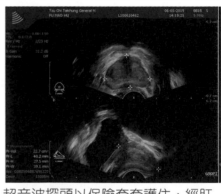

◀ 超音波探頭以保險套套護住，經肛門慢慢插入直腸，轉動探頭近距離觀察攝護腺體，必要時可經探頭進行攝護腺活體切片檢查。

年輕男性的攝護腺約20公克，30歲以後開始增生，增生擴大的速度逐年增快。也就是說，當年齡越大，攝護腺越大，其增生的速度也越快，臨床排尿障礙症狀將會更快趨於嚴重。攝護腺到達30公克以上，我們就視為有意義的肥大了，通常已造成排尿障礙的症狀了。高過100公克我們稱之巨大攝護腺，我甚至曾開刀拿下240公克的增生攝護腺。

圖 10 | 恥骨上膀胱超音波測攝護腺大小

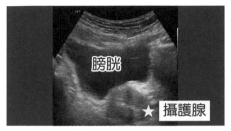 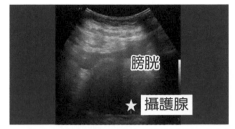

▲ 正常攝護腺大小，沒有壓迫膀胱，排尿量正常。

▲ 肥大攝護腺壓迫膀胱，導致膀胱容量大小，排尿量減少（size：174／克）。

(4) 為何同年齡層有人排尿症狀輕微，有人卻嚴重到需要手術？

攝護腺增生，隨著年齡逐漸增大體積，每一年增生擴大的速度比率也增快，這是總體趨勢，但實際狀況還是因人而異，畢竟每個人攝護腺的體積大小不同（或許和遺傳因素有關），攝護腺的增生快慢也不一樣。有些人 50 多歲就必須手術切除增生攝護腺，有些人 80 歲左右了，依然排尿順暢，這就是個別差異。

(5) 攝護腺增生的嚴重程度和哪些因素有關？

奇怪的是，攝護腺增生這個疾病並不偏向任何人種，世界各地區的統計攝護腺增生的發生率、盛行率、排尿障礙均相似，和人種、經濟地位、文化水準、教育高低無關，與年輕時性行為頻率、輸精管是否結紮也無關。看來這個疾病是很平等對待每一位男性的。

掃 我 看 影 片

Ep2. 攝護腺肥大篇
攝護腺肥大也稱為「長壽病」，但為何會得到呢？

【第3章】攝護腺和排尿的關係

攝護腺的疾病是如何影響一個男人排尿呢？欲明白其影響的原理，首先必須先知道正常排尿的機制。依正常的生物代謝，排尿是排除身體中廢物及毒素，並維持體內的恆定。理論上，只要有小便生成就直接排出體外，這樣最經濟快速，但如此會造成身體陰部整天溼答答的，尿騷臭氣總是伴隨著，影響衛生及日常活動，在人類更會妨害社交活動，所以上帝非常巧妙的造就了膀胱這器官來解決上述問題。

(1) 膀胱的功能不只是排尿

所以膀胱的功能不只是排尿，還必須有儲存尿液的功能。尿液一點一滴從腎臟產生，再經由輸尿管運送到膀胱暫時存放，慢慢囤積。

膀胱必須有很好的延展性，當儲存尿液量增加時，膀胱也能主動加大其容量，而不增加內壓，這叫膀胱儲尿的順應性、延展性。否則若尿液量增加，膀胱內壓也增加的話，便會阻止從腎臟，輸尿管排下尿液、形成回堵，致使腎臟，輸尿管水腫，最終導致腎臟衰竭。

(2) 排尿與大腦的調控機制

當膀胱儲存尿液到一定量的時候（成人大約 250cc ～ 350cc），**膀胱的感覺神經會將尿液已滿的訊息傳到脊髓的神經，脊髓神經便會發出命令，令膀胱的肌肉收縮，將尿排出，這叫排尿反射。**但若隨時滿，隨時反射，也會造成生活不便，最好能由生物，也就是人類自己來控制排尿的時機場合。於是上述「膀胱尿液漲滿

的感覺」傳到脊髓神經的同時，也會傳入腦中，由腦部的神經調控排尿反射，適時適地的排尿（圖 11）。

膀胱的第二大功能是排尿，必須具備強而有力的肌肉群。因為膀胱是圓體或橢圓體的外型，其肌肉排列互相交錯交織、沒有一定走向，所以肌肉收縮力量才能集中向中心，將尿液壓迫出尿道，也因此，**膀胱的肌肉稱為逼尿肌。**

圖 11 ｜排尿的機制

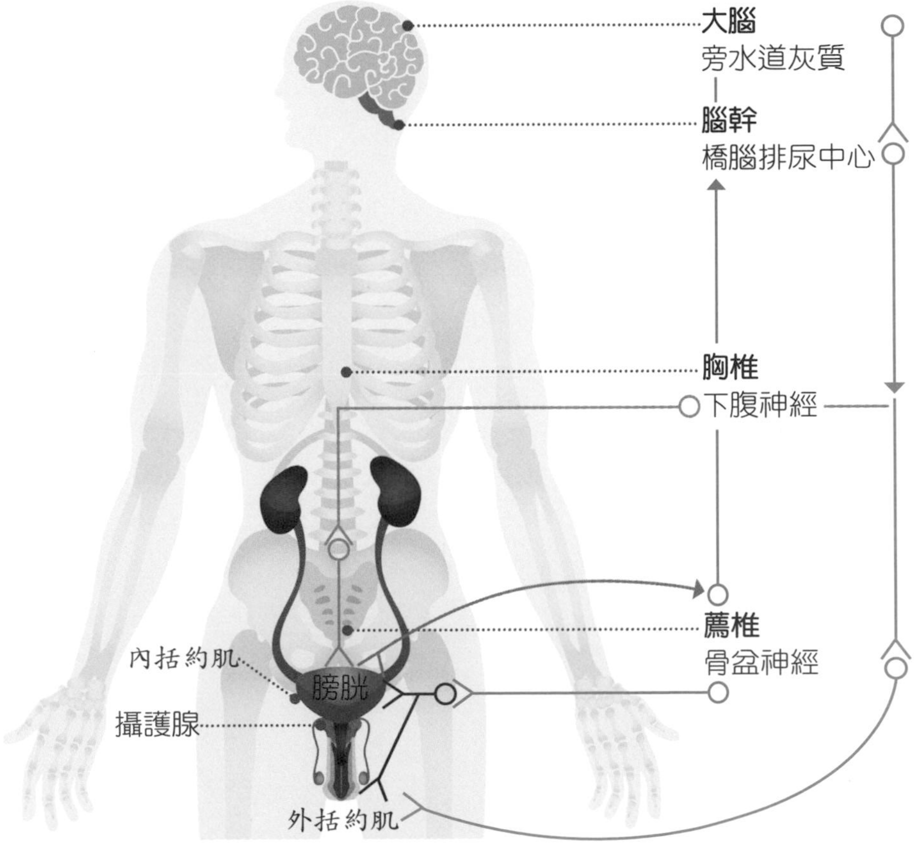

大腦
旁水道灰質

腦幹
橋腦排尿中心

胸椎
下腹神經

薦椎
骨盆神經

內括約肌
膀胱
攝護腺
外括約肌

排尿的機制，除了膀胱的重要角色之外，還必須有開關。當膀胱在儲尿的時候，膀胱的出口要關閉（**外括約肌的功能**），否則就會形成漏尿，類似水龍頭沒關緊，自來水滴涓而出。

當膀胱漲滿尿液時，腦部命令膀胱排尿時，膀胱的逼尿肌會收縮，同時膀胱的出口開關要開放，尿液才能順暢排出。如果開關不開或只部分開放，都會造成排尿不順，而且逼尿肌和開關對抗會導致殘尿增加、逼尿肌受損。

我們看似簡單的排尿，其實牽涉到膀胱逼尿肌、膀胱的感覺、完整的大腦調控、膀胱出口的開關的協調，以及順暢無狹窄阻塞的尿道。若用簡單的圖示來表達膀胱的排尿機制（圖 12 左），就是膀胱儲尿期，膀胱有好的延展性，可儲存大量的尿液而不增加膀胱內壓。

當達到一定尿量時，膀胱尿漲感覺傳到中樞神經，尤其大腦，由人類的意願選擇適當的時機地點後，下達排尿命令。當命令下達後膀胱的逼尿肌收縮，形成強而有力的力量，推擠尿液經由尿道排出，這時括約肌也要配合著開放，尿液才能順暢排出（圖 12 右）。

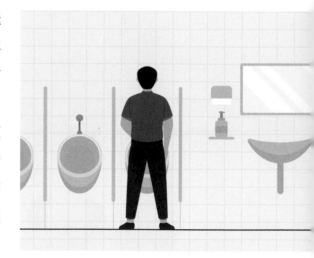

圖 12 ｜正常的膀胱功能

儲尿
- 膀胱內低壓力
- 括約肌關閉

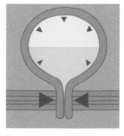

▲ 儲尿期，膀胱內壓低，具延展順應性，括約肌關閉。

排尿
- 隨意啟動
- 括約肌開放
- 逼尿肌收縮
- 協同能力

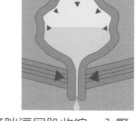

▲ 排尿期，膀胱逼尿肌收縮，內壓增加，括約肌張開。

(3) 攝護腺在排尿機制上有何影響呢？

　　我們從攝護腺的位置可以看出，攝護腺就位於膀胱出口處，尿道貫穿其中。攝護腺除了分泌精液補充精子營養、維持精子活力之外，還有協同射精的功能。在膀胱貯尿時期，膀胱頸及攝護腺的平滑肌受交感神經的控制，肌肉收縮，形成一定張力，且有防止尿液滲漏的功能。

圖 13 ｜ 攝護腺增生肥大引起排尿障礙

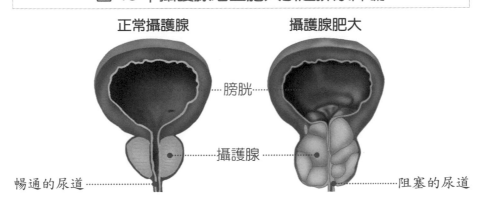

正常攝護腺　　　　　　攝護腺肥大

膀胱

攝護腺

暢通的尿道　　　　　　　　　　　　　　　　阻塞的尿道

　　但男人到了中老年時，攝護腺增生肥大（尤其尿道旁的攝護腺移行區），壓迫膀胱出口那段尿道（攝護腺尿道），造成膀胱排尿的阻力，形成排尿困難（圖 13）。年輕人無攝護腺增生肥大的問題，排尿一洩千里，而年長者因為攝護腺增生肥大壓迫到了尿道，才會排尿滴滴答答、殘尿增加。

【第4章】攝護腺增生肥大後對身體有何影響？

(1) 對泌尿系統的影響

攝護腺增生肥大壓迫了貫穿其內的尿道，直接引起尿道阻塞，以及排尿障礙。可以想像得出，**攝護腺肥大連帶的症狀，包括：小便管徑變細，解尿困難；須用力解尿，小便斷斷續續分好幾段，解尿不乾淨、殘尿增加**。但攝護腺是經年累月增生，逐漸形成肥大，對排尿機制的影響也慢慢加大。

病患本人可能不以為苦，不認為嚴重到需要求診，甚至已習慣了排尿的症狀，直到最後出現併發症，才急急忙忙尋求醫治。

(2) 如果不理會攝護腺問題會出現什麼併發症？

為了應對攝護腺增生而漸漸提升的膀胱出口壓力，膀胱的肌肉（逼尿肌）也變得肥大，好增加收縮時膀胱的內壓，以克服攝護腺尿道的阻力。這種**膀胱為抵抗阻力增加而使逼尿肌肥厚的情形，就叫膀胱的代償作用**（圖 14）。逼尿肌肥厚的原理類似健美鍛鍊的人經常訓練，四肢全身肌肉變得肥厚、發達有力。

但畢竟膀胱是內臟器官，肌肉屬於平滑肌，除了肥厚之外，還會造成膀胱的不穩定性。**不穩定性包括：容量減少、頻尿、尿急或甚至失禁、夜尿**。持續增加的攝護腺體積伴隨不斷增加的尿道壓力，縱使膀胱有代償作用，逼尿肌肉肥厚，但膀胱終有一天會過度疲勞，肌肉收縮的力量減低，尿流速明顯減弱，導致延遲排尿、分段排尿。因為逼尿肌力量有所不足，膀胱的殘尿會逐漸增加，如果持續延誤治療，**膀胱最後可能會完全無收縮力，必須放置尿管導尿**。

圖 14 ｜膀胱出口阻力增加，逼尿肌肥厚及小樑化（纖維化）

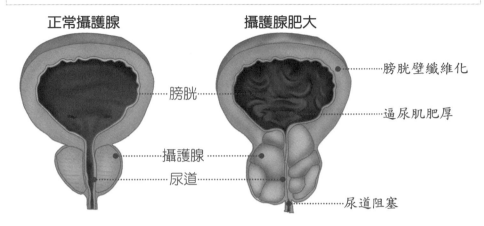

正常攝護腺　　　　　攝護腺肥大

膀胱壁纖維化

膀胱

逼尿肌肥厚

攝護腺

尿道

尿道阻塞

長時間的膀胱內壓增加，除了逼尿肌因應而肥厚之外，久而久之也會使逼尿肌纖維化，漸失其彈性收縮力，容量減少，失去其順應性及延展性。也因為內壓增加，膀胱壁在肌肉薄弱的地方會向外壓出一個個小山凹，像傘兵坑凹陷（稱為憩室），肌肉纖維存在地方就形成一條條凸出的形狀，像屋樑狀（稱為膀胱小樑化）。通常出現小樑化或憩室的時候，也就是膀胱肌肉的收縮力變得非常小，殘尿大幅增加（俗稱膀胱無力）（圖 15）。

圖 15 ｜膀胱內壁呈纖維小樑化，凹出去部位成憩室

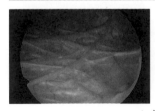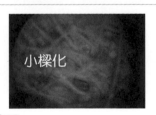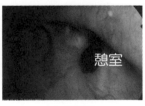

小樑化　　　　　　　　　憩室

▲ 遠照　　　　　　　　　▲ 近照

當膀胱殘尿增加，細菌感染及膀胱結石較易產生，如同不流通的池水易生汙垢，滋生蛇虺蚊蚋。長時期的尿滯留，日積月累越來越多，形成慢性膀胱尿滯留，膀胱內壓也長期處在高壓力的狀況。

接下來從腎臟排出的尿液就無法順暢流入膀胱內，就像水庫下流的洩洪河流被阻塞，回頭使水庫積水滿溢，輸尿管及腎臟也會開始滯留尿液，**長期下來會影響腎臟功能，容易引起腎臟的細菌感染及結石，嚴重者甚至要到血液透析的地步。**

綜合以上，攝護腺增生肥大不只單純的排尿阻塞的問題，還會有一連串泌尿系統的連鎖病態反應。首先膀胱逼尿肌厚肥，意圖將尿液順暢經由尿道排出，與此同時膀胱會有不穩定的肌肉收縮，造成膀胱容量減少，在臨床上會有頻尿、尿急、失禁、夜尿等症狀。

長期下來，膀胱內壓一直處在高壓中，逼尿肌過度疲勞以致於失去其收縮力，高壓也使膀胱內壁形成憩室及小樑化，高壓加上膀胱殘尿的增加，使得上游的腎臟及輸尿管也積尿水腫，易罹患細菌感染及腎臟功能受損。

除此以外，**排尿不順、殘尿及腎水腫等問題，也容易生成泌尿系統的結石。**以上這就是攝護腺增生肥大，可能造成一連串的病程機轉，也稱為攝護腺增生肥大後的疾病自然衍生過程（表1）。

如果不處理，不理會攝護腺，最終可能出現上述膀胱尿滯留、腎水腫、腎功能減退或感染、泌尿系統結石的後果。這是一個歷經數十年連續變化的結果。

男人大約從 40 ～ 50 歲就開始產生排尿的病態變化。尤其是膀胱變化最是關鍵，簡單可以由早期到晚期區分為三個階段，最早階段我稱之為**抵抗期**，膀胱為了克服出口攝護腺肥大壓迫所產生的阻力，會很努力的收縮。膀胱的逼尿肌肉會變得肥厚，企圖將尿液完全排空，然而膀胱則同時變得不穩定，頻尿、急尿、急迫尿失禁隨之產生。

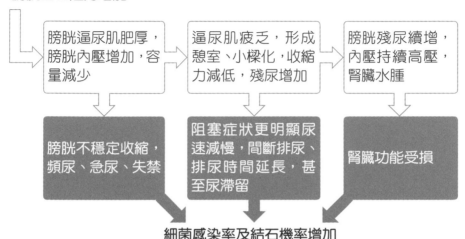

（表 1）攝護腺增生肥大的衍生問題

- 攝護腺增生肥大
- 膀胱出口阻力增加

| 膀胱逼尿肌肥厚，膀胱內壓增加，容量減少 | 逼尿肌疲乏，形成憩室、小樑化，收縮力減低，殘尿增加 | 膀胱殘尿續增，內壓持續高壓，腎臟水腫 |

| 膀胱不穩定收縮，頻尿、急尿、失禁 | 阻塞症狀更明顯尿速減慢，間斷排尿、排尿時間延長，甚至尿滯留 | 腎臟功能受損 |

細菌感染率及結石機率增加

（表 2）攝護腺肥大病程進化三部曲

階段	膀胱狀態	併發症
抵抗期	膀胱逼尿肌肥厚	頻尿、急尿、急迫性尿失禁
妥協期	膀胱表面小樑化、憩室	細菌感染、結石
衰竭期	膀胱失去收縮力	尿滯留、滿溢性尿失禁、腎臟水腫、腎臟衰竭

　　第二階段為**妥協期**，膀胱的收縮力降低已不能將尿液排空，殘尿逐漸增加。面對不斷增加的阻力，不斷增生肥大的攝護腺，膀胱只好俯首稱臣，能解多少也罷。由於膀胱內壓力上升，向周圍膀胱壁壓出凹痕及憩室，同時細菌感染結石也容易在這一時期發生。

　　最後期是**衰竭期**，膀胱最後完全罷工，索性不收縮了。這時可能一直積存大量的尿液（500 ～ 1000 毫升），排尿幾乎是靠肚子的壓力，或手壓膀胱才解出一些尿液，滿溢性尿失禁也就這樣產生。從上流腎臟流下的尿也無法進入已漲滿尿液的膀胱，腎臟開始積尿、水腫，腎功能開始受損（表 2、圖 16）。

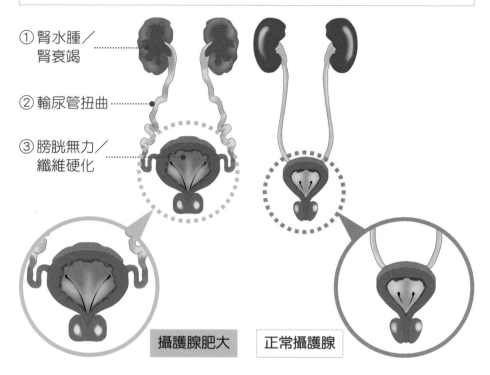

圖 16 ｜ 攝護腺肥大的後遺症

① 腎水腫／
　腎衰竭

② 輸尿管扭曲

③ 膀胱無力／
　纖維硬化

攝護腺肥大　　　正常攝護腺

　　上述將攝護腺增生肥大的病理及臨床表徵分為三個時期，每一個時期都不是斷裂，而是連續性的狀態，症狀表現也是互相混雜。患者通常表現即有**頻尿、尿失禁、急迫性解尿**、也有**排尿困難**（想尿尿不出，不該排尿時，反而急的要死）、**尿失禁**。所以學理上雖分三時期，臨床病理表現常混合地出現。

　　明白了上一節攝護腺增生肥大造成膀胱排尿阻塞的機轉後，攝護腺增生肥大將進一步導致泌尿系統的傷害，整理如下：

A. 膀胱憩室、膀胱無力

　　膀胱的肌肉受到壓迫傷害，形成纖維化的結疤組織，不再具有膀胱收縮排尿的能力。**這是不可逆的變化，也就是膀胱的肌肉不會再變好痊癒**。最終膀胱會排尿不完全，殘尿增加或者根本排不出尿，這時接受手術刮除攝護腺的效果有限。

早期膀胱纖維化不嚴重且膀胱憩室還很小時，其內滯留尿液不多，膀胱收縮力還存在時，應盡早處理攝護腺阻塞的原因問題（藥物或手術），如果出現較大的憩室時，其內滯留大部分尿液，永遠也排不乾淨，就容易招致細菌感染及結石（圖 17），此時就必須手術摘除憩室，並手術移除攝護腺增生肥大的部分，期望尚存的膀胱收縮力能將尿液排盡，如果還有過量殘尿或根本排不出尿，就必須放置導尿管或定時自行導尿。總之一旦出現膀胱憩室，就表示膀胱內壓過高，膀胱收縮功能必定也遭到嚴重迫害，宜盡早處理膀胱出口的阻塞，攝護腺肥大的原因問題。

圖 17 ｜ 巨大的膀胱憩室

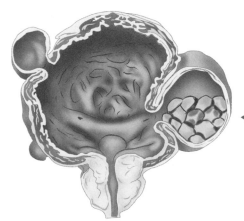

◀ 巨大的膀胱憩室，其內尿排不淨，結石形成，膀胱逼尿肌出現小樑化。

B. 泌尿道感染

由於排尿不乾淨、殘尿增加，再加上尿失禁、會陰部位清潔不好，很容易導致細菌的感染，例如：膀胱感染、攝護腺急慢性細菌感染、副睪和睪丸感染，甚至上升到急性腎臟感染。感染不但會加重排尿障礙和疼痛，全身的感染反應也常出現全身倦怠、發燒、寒顫等敗血症現象，尤其**急性攝護腺感染、急性腎臟感染死亡率高達 1/3，不可不慎**。

C. 膀胱結石

如同上述，殘餘膀胱的尿液增加、排空不能，滯留在膀胱的尿液漸漸產生結晶物，日積月累便會形成結石。結石易造成感染、血尿，當擋在膀胱出口時，又會引起小便突然中斷。**膀胱結石男性大於女性，尤其中老年男性，膀胱結石常是因攝護腺增生肥大所致**（圖 18、圖 19）。

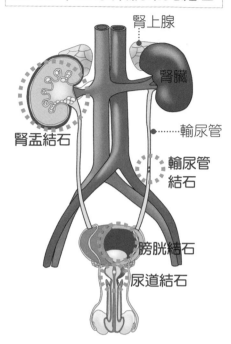

圖 18 ｜泌尿系統常見結石

腎上腺

腎臟

腎盂結石

輸尿管

輸尿管結石

膀胱結石

尿道結石

圖 19 ｜年長男性的膀胱結石常源於攝護腺肥大

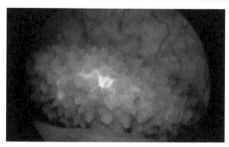

▲ 長期尿液排不淨，導致膀胱結石。

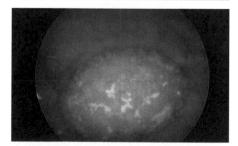

▲ 膀胱結石呈圓形，常發生突然阻塞膀胱出口，像瓶塞作用。

D. 腎功能惡化

增生肥大的攝護腺阻塞膀胱出口，導致尿積在膀胱內排不出，膀胱內壓增高，腎臟產生的尿液便無法排到膀胱，造成腎臟自身的壓力增加。腎水腫破壞腎臟的功能，如果再加上腎臟細菌感染，腎臟功能會加速破壞。

E. 血尿

攝護腺增生組織除了腺體、纖維肌肉組織，其內血管也會增生，增生的血管破裂會造成血尿。因攝護腺增生肥大而造成膀胱結石，泌尿系統的感染也均會產生血尿的症狀。

F. 尿失禁

攝護腺增生肥大，刺激膀胱引起第一階段的抵抗期時，膀胱會有不穩定的刺激反應，頻尿、急尿或急迫性尿失禁。當膀胱肌肉收縮力變差時，到了膀胱衰竭期，將滯留過多的尿液在膀胱內，會因外在壓力突然增加，將尿液擠出，如：肚子用力、咳嗽、出力、走動，之後將會表現出滿溢性尿失禁。

G. 尿滯留

當膀胱出口阻塞，排尿會變緩變細，甚至滴涓不出。尿滯留可分為急性及慢性尿滯留，急性尿滯留是突然發生的，發生時患者非常痛苦，坐立難安，不馬上解決不行。任何地點都可能發生急性尿滯留，就怕發生在郊區野外、飛機上，無法第一時間至醫院看診（圖20）。

圖 20 ｜ 攝護腺肥大的阻塞性腎衰竭

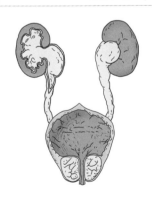 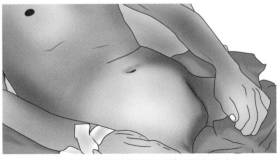

▲ 圖為因尿滯留導致下腹明顯凸起。

慢性尿滯留，雖不似急性般的緊急及痛苦難受，但卻是非常恐怖的慢性殺手。慢性尿滯留會導致腎臟功能一點一滴的流失，在臨床常見到因攝護腺阻塞造成腎臟衰竭的案例，要特別小心。

這些攝護腺增生肥大的併發症，一般都是已有攝護腺症狀很久，延遲就醫，已造成器官損害及症狀加重，有些傷害很可能無法回復。大家看這本書後，應提高警覺，一旦有排尿障礙的症狀就應及早就醫，應該都不會演變成嚴重的併發症。

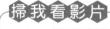

Ep6. 攝護腺肥大篇
攝護腺肥大造成的併發症不容小覷⋯⋯，別讓小毛病拖到變成大疾病喔！

(3) 攝護腺增生肥大是否也容易引起攝護腺癌？

常常有人會擔心，當攝護腺肥大增生的時間久了之後，會不會質變為攝護腺癌？尤其現在攝護腺癌的發生率在臺灣每年增高，大家談癌色變，常把良性的攝護腺增生聯想到惡性的攝護腺癌。

確實，攝護腺的增生和攝護腺癌有些共同的特徵，例如：兩者皆好發於年長男性，且均和男性睪固酮有關，但兩者是否有因果關係，或是良性增生是否為癌變的過渡期，一直是學者們爭論的議題。**目前為止，大家認為二者是獨立的疾病，彼此並無關聯。**

攝護腺良性增生主要在間質細胞，而攝護腺癌主要發生在腺體細胞，以發生的位置來說，增生的良性攝護腺主要在移行區（**尿道旁的攝護腺**），而攝護腺癌大部分在攝護腺後葉及周邊區。且攝護腺的大小也和癌症無關聯，排尿障礙的嚴重程度和攝護腺癌的風險也無關係，所以攝護腺增生肥大並沒有增加攝護腺癌的風險。

(4) 攝護腺增生肥大和男性陰莖勃起功能障礙的關係

很多臨床醫生都發現，當給予病人威而鋼或犀利士治療勃起不良時，病患常說排尿也變得順暢多了。這讓學者們因好奇而研究是否攝護腺肥大和陰莖勃起不良有一些共同因子存在，希望能同時改善這兩種疾病的症狀。依流行病學的調查，在同一年齡族群的男性，攝護腺排尿症狀越嚴重的群體，勃起功能障礙也越顯嚴重（圖 21）。

這表示排尿障礙和陰莖勃起不良兩者有所關聯。**兩者也有許多共同病因，包括：骨盆腔缺血、交感神經系**

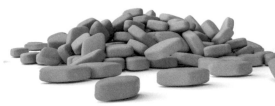

統過度亢進或肥胖等。不但和攝護腺增生肥大有關，同時也會使陰莖海綿體充血不良，引發勃起障礙。

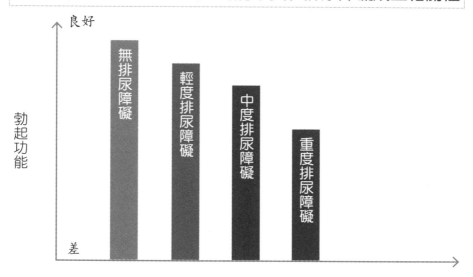

圖 21 ｜同一年齡層，勃起功能不良和排尿障礙成正相關性

良好

勃起功能

差

無排尿障礙

輕度排尿障礙

中度排尿障礙

重度排尿障礙

　　實務上，治療勃起功能不良的犀利士藥物，若每日低劑量服用，除了幫助勃起外，對因攝護腺肥大而引起的排尿障礙也有幫助，效力不輸傳統的藥物。這在臨床實驗上已得知，且治療準則上也採用這類治勃起的藥物，一併治療因攝護腺引起的排尿障礙。

　　一種藥可以同時改善兩種障礙，在年紀大的男性族群中相當切合需要及方便使用。目前臺灣使用該藥物的人並沒有想像的多，主要原因是是健保未給付。**在這裡大家要明白的是，兩種疾病可能同時存在、互為關聯，在求診就醫時，可以同時訴求。**醫生也可以一併詢問排尿障礙及勃起障礙的問題。

【第 5 章】
攝護腺增生肥大的患者，會影響日常生活嗎？

上述排尿障礙及其他併發症屬於生理方面的異常，病患因疾病而造成生活不便、工作干擾，對心理層面的影響也很大，簡而言之對生活品質、精神方面及心理層面也造成莫大的妨害。以下有幾個場景是患者常碰到的日常生活困擾。

(1) 開會或工作時必須中斷去排尿

中高年紀的男士如果還在工作，通常在工作崗位中已是中高階主管，在主持會議及帶領指導工作時，常被突然湧來的尿意打斷，必須中途離席，眾人總會有奇怪的感覺，等到如廁回來，整個會場工作環境的氣氛已經冷掉了。

接待客戶、參與重要會議，時間一長又得找藉口暫停一下，讓大家都很尷尬，患者更是面子掛不住。有些患者索性早上不喝水，也戒掉原本喝茶喝咖啡的習慣，且在工作或開會前要先上一次廁所，諸多改變令人非常苦惱。

(2) 夜間起床好幾次，造成精神不濟

由於夜尿，患者常整夜輾轉反覆、爬上爬下，不能深層入睡，導致第二天精神不濟，嚴重影響到白天的情緒及工作效率。許多人晚上都不敢喝水，減少攝取量來減少夜間排尿次數，有些人甚至需要安眠藥來幫助睡眠。

(3) 當尿意感突然襲上來時無法憋尿

許多患者一有尿意立刻不由自主地流出幾滴小便，甚至未走到廁所閘門已開，尿液已沾濕整個大腿，浸濕的褲子尿騷味瀰漫，令人顏面掃地，嚴重打擊患者自尊。

常常計畫性出門，必須預估時間，想好廁所的位置地點。症狀嚴重者會害怕出門，躲在家中才有安全感，以至於斷絕了朋友相聚、社交生活，生活越來越孤獨、離群索居，心理上也出現憂鬱傾向。

(4) 當大夥出門旅遊自己常常必須中途上廁所

外出時上廁所的次數比別人多且又慢，常是第一個衝進廁所，又是大家都在等的最後一人，更苦惱的是解完了小便，好像隱約還帶著尿意，又不好意思再去廁所一次。接著下一站又是帶頭衝第一個，久而久之就不願出遠門、不願長途旅遊。如果再加上急尿、尿失禁，更令人害怕出門。原本年輕時發下宏願，到有錢有閒時要環遊世界，這個豪情壯志，早就被排尿問題澆熄，煙消雲散了。

(5) 啟動排尿的時間延長，真正解出尿液時也是潺潺弱弱

小便需耗較長時間才能結束，旁邊小便池位置早已換了幾個人次，如果後面還有人等，看得出眾人露出不耐煩的表情，最後自己也不願去公共場所。原本愛好的戲劇、表演、電影也不願去觀賞，不願去參加大型活動，不敢去人多的車站，待在家最安全，最後索性就閉門獨處了。

(6) 過度擔心排尿的問題，常懷疑自己得了重病，疑神疑鬼

尤其認為得了癌症，又太擔心需要手術，害怕手術的風險及手術的後遺症，不太願意就醫，整天環繞著疾病打轉、焦慮、鑽牛角尖走入死胡同。面目表情木訥、呆滯，或是一副臭臉，易發脾氣。

(7) 家屬也是受害者

家中的長者若有前述幾項表現者，家屬也不好過，尤其是伴侶，受另一半的影響非常大，生活受到極大的侷限，擔心憂慮先生的情況，打亂日常生活節奏，社交活動也同樣無法參與。

以上只是列舉幾項攝護腺增生肥大影響到的生活層面，及對患者心理精神方面的衝擊，患者日常生活的不便可能更廣更深，真正受到的痛苦和心理的障礙更是難以估計。我們在評估患者解尿症狀時，除了直接衡量症狀外，對其生活品質及心理的影響，更應該多關注些。

【第6章】排尿障礙

　　排尿障礙的症狀是多樣化的，常常一人兼具好幾種症狀，看完本章，大家可以評估自己是否有排尿問題。

✛ 常見案例

案例一 王老師問：是不是攝護腺肥大？有沒有藥治？要不要開刀？

　　王老師退休後，今年70歲，來門診主要問題是小便滴涓不出，站很久才能完成排尿，旁邊解尿的人都換了一輪了，自己還沒解完，更要命的是小便停止後，感覺還沒解乾淨，無法放心離開廁所，怕馬上就要再解第二次小便了。

案例二 李先生問：有無特效藥？自費也沒關係

　　李先生是某大企業老闆，今年67歲，看診是因為小便來得很急，前一秒還好，後一秒鐘馬上就有尿意，且必須馬上廁所，不能憋尿，因為常常事情到一半就要解小便，尤其主持大型會議時，要中途停止，造成莫大困擾。

案例三 蕭先生問：攝護腺的藥一直在吃，其他小便困難都改進，為何夜尿沒改善？

　　蕭先生，今年80歲，平常即持續服用攝護腺肥大的藥物，每次前來領慢性病藥物時，都會自訴：夜間起床尿尿4、5次之多，因為年邁了，每起床一次都要費九牛二虎之力，好不容易辦完事，稍稍躺平，尿意感又來了，常擾的整夜睡不好，導致白天也無精打采，無法精神專注。

以上三個案例就是在泌尿科門診經常碰到的排尿症狀，將這些症狀綜合歸納起來，可分為排尿阻塞、排尿刺激敏感的症狀。增生肥大的攝護腺擋住了膀胱的出口，導致排尿阻力增加，案例一的王老師出現排尿困難───排尿滴滴不出，排尿時間長，解不乾淨均屬於阻塞的症狀。另外**常見的阻塞症狀還包括：必須用力解小便、小便斷續分階段解、小便管徑變細，均是阻塞原因。**

至於刺激敏感症狀，就如同案例二的李先生有急迫性尿意感及第三個案例中的蕭先生出現夜尿現象，這都屬於膀胱不穩定的結果。除排尿障礙，更重要的是干擾到日常生活及引起嚴重併發症。接下來，我們一一說明排尿阻塞及排尿刺激的症狀。

(1) 阻塞型排尿障礙

A. 解不乾淨

排尿完之後，總覺得尚有尿意但已解不出，重新再解也不見一二滴，有時走走再去解尿，又可以緩慢再排出一些尿。這種情形使患者害怕遠離廁所，甚至必須在廁所周邊逛個幾圈，等一會兒再上一次廁所排尿才安心。

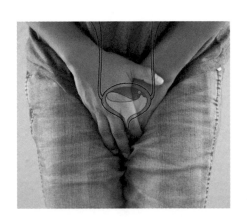

一般人排尿，理想上應該一口氣將尿液排盡，膀胱內不存留尿液，尿後也會有排空的舒暢感。排尿後膀胱內如果還殘留尿液超過 50cc，就會有種解不乾淨的不舒服感，於是花在廁所解尿時間變長了，甚至要靠肚子鼓氣用力解尿，或用手壓住下腹施壓，幫助排尿。**有這種餘尿感及壓腹動作就代表有排尿不淨的情形。**

排尿不淨通常發生在**攝護腺增生壓迫尿道阻塞**的中後期，此時膀胱排尿的收縮力量沒法完全克服尿道的阻力，於是殘尿產生，隨著時間的過去，繼續不斷增生的攝護腺壓迫尿道的力度越來越強，殘尿量也會逐漸上升，由 50cc 升到 300cc，或者更多。

　　殘尿的結果導致患者常常跑廁所，因為膀胱內一直存有半滿至全滿的尿液，一會就感到必須解尿。**積滯的尿液也易孳生細菌，引起膀胱炎、攝護腺發炎、副睪丸炎，另外積留的殘尿也容易產生膀胱結石**。最大受害者是膀胱，當積留大量殘尿，膀胱逼尿肌會過度拉扯壓迫，最後膀胱肌肉小樑化、纖維化，肌肉失去收縮力、彈力，促使殘尿更增加，最後形成尿滯留，必須用導尿管的方式將尿液排出。

　　要注意的是膀胱的傷害是不回頭的，一旦失去收縮力就無法再恢復，**很多人到了膀胱無力、尿滯留才來求醫，要恢復正常排尿的機會就很小了**，這時手術刮除肥大增生的攝護腺，雖然減輕尿道壓力及阻力，但排尿情況還是沒有進步，就是因為膀胱的傷害已經很嚴重了。

B. 需分段小便

　　因為尿道管徑窄了，壓力增加，排尿時膀胱逼尿肌收縮，欲將其內尿液推向尿道。當膀胱的推力低於尿道阻力時，患者排尿中止，但並沒有完全解乾淨，待下一波吸足氣再重新使勁啟動排尿，分次排尿。

C. 需用力解小便

　　此點和上述原因相同，因為尿道被攝護腺壓迫，阻力增加，膀胱逼尿肌力量無法克服阻力，此時必須外加腹腔使勁再產生壓

力，這種再產生的壓力方式就是腹部肌肉收縮，憋氣。也就是用力解尿（圖 22）。

圖 22 ｜必須腹部用力才能解出尿液

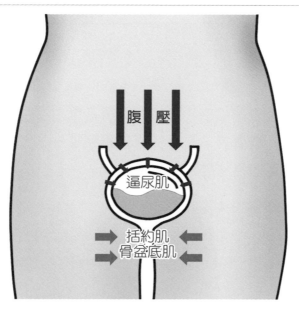

D. 尿流無力，尿流甚弱

原因同上，尿道管徑變窄，排尿尿液變細，甚至滴涓不流。有人常說：老年人尿尿滴鞋頭。年輕時小便又粗又急，常可噴至一公尺以外，成年後慢慢變細、變短無力，射出尿柱垂直下降，連小便池中的蒼蠅圖案都無力達到，俗稱為尿滴鞋頭。尿柱也經常會分岔，無法準確地射入小便池中，地板常被尿液弄髒，也會尿濕內褲。

E. 延遲性啟動

要站很久，小便才開始解出，同樣進入廁所的人已嘩嘩啦啦在解尿，患者還在憋氣醞釀氣氛，等待啟動那一刻的到來。通常

由於攝護腺尿道壓力太大，要解出小便，必須等待逼尿肌的收縮力克服尿道壓力，或等待腹部肌肉的外加力量。

F. 解尿後仍然滴滴答答

明明解完了，最後還滴滴答答，沒完沒了有時抖了幾下甩掉一些尿液，待褲子整好，走一兩步路又流出尿液，又尷尬又苦惱。這是因為攝護腺增生肥大，阻塞了排尿的衝力、速度，解完後仍有些尿液會殘留在尿道內，當走路時因為重力及擺盪而流出，常使人防不勝防。**處置方法是解完尿後再稍等一下，或用手壓迫會陰部，將後尿道的殘尿擠出。**

案例二、案例三中的李先生和蕭先生，主要問題是急尿、夜尿，當然應該還包括頻尿，急迫性尿失禁。這幾種症狀統稱**刺激型症狀**（膀胱過動的症狀也是這幾種），男女均會發生膀胱過動症。

膀胱過動症原因很多，有神經性、膀胱肌肉問題、老化、內分泌問題、攝護腺肥大的問題，攝護腺肥大只是其中一種因子。泌尿科醫生認為，因為**攝護腺肥大後，膀胱出口阻力增加，造成一連串膀胱肌肉肥厚，神經變化及發炎的病理反應，結果出現膀胱過動的現象。**

也就是說攝護腺增生肥大也造成了膀胱過動症，也是前面章節所說膀胱在面對增生肥大攝護腺的第一階段反應，抵抗期或第二階段早期的妥協期。

(2) 刺激型排尿障礙

A. 頻尿 常常跑廁所，一日好多回

顧名思義就是小便次數增加。正常人排尿大約一天5～6次，

平均每次 300cc 尿液。排尿次數的增加，可以分為兩大類，第一是排出尿液總量增加了，第二是膀胱容量變小了。

在**第一種情形**，也稱為多尿，飲水過多、糖尿病（多吃、多喝、多尿）及尿崩症均會有多尿的症狀。這是因為產生尿液總量增加了，自然排尿次數增加。**第二種原因常在攝護腺肥大阻塞膀胱出口**；膀胱逼尿肌延展性減少或排尿後殘尿增加，例如膀胱漲滿排尿時，大約是 250cc ～ 350cc，正常排尿時完全解出，但有殘尿100cc 時，再增加150cc 或 200cc 就要排尿了，形同膀胱容量變小，排尿次數增加（圖 23）。

圖 23｜當殘尿增加，膀胱立即就滿了，必須解尿，於是發生頻尿

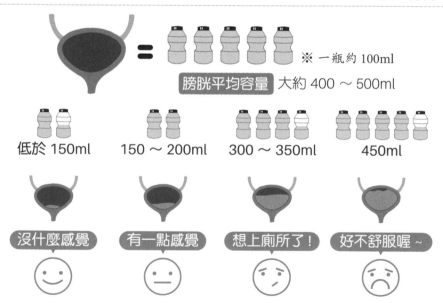

※ 一瓶約 100ml

膀胱平均容量 大約 400 ～ 500ml

低於 150ml　　150 ～ 200ml　　300 ～ 350ml　　450ml

沒什麼感覺　　有一點感覺　　想上廁所了！　　好不舒服喔～

引起頻尿的原因不只在男性**攝護腺肥大**，在精神方面有焦慮症，在神經方面有創傷後排尿問題（中風、脊髓病變、周邊神經病變），尚有諸如逼尿肌肉病變，膀胱神經傳導功能障礙等等膀胱過動的疾病，所以男性女性均可能會有頻尿的症狀。

另外一種增加排尿次數的原因是，尿道阻力增加後，造成膀胱壁增厚，逼尿肌肥厚，膀胱失去原有的延展性，只要少量的尿液就產生膀胱壓力增加，必須排尿，簡單講就是膀胱的容量變小了，很快就儲滿尿液必須解尿。

一般我們常將日間解尿的次數超過 8 次以上就可算是頻尿。這是因為正常人一天排尿量大致在 1500 ～ 2000cc，膀胱一次排出 300cc，所以一天排尿次數應該在 5 ～ 6 次左右。正常人排尿次數並不是恆定的，和身體中是否缺水、水分攝取量、工作量、周圍環境的溫度及季節氣候有關。

當天氣熱，排汗量較多時，尿量自然減少，排尿次數降低。當我們少喝水時，身體中比較缺水，大腦除了讓我們感到口渴難耐，也同時讓腎臟減少尿液的製造，保留住水分。當然尿液少了，解尿次數也少了。

人的心理狀態也會影響解尿的次數。當心情愉快沒有壓力，放鬆的時候，小便的間隔時間就拉長；相反地，人在緊張心理之下也會有小便頻繁的現象，膀胱比較敏感，即便沒有裝滿尿液卻也產生尿意感。

記得我在 20 歲左右，在教室外排隊等候解剖學考試，當時是以跑台方式考試，一翻兩瞪眼的，非常嚴酷緊張，光只在等待考試 20 分鐘內，我就上了三、四回廁所。

B. 急尿 必須中斷活動，立刻上廁所

有急尿問題的患者無法憋尿，一旦產生排尿感就是來勢洶洶，刻不容緩，必須馬上排尿，嚴重者甚至會直接尿出來，所以又稱為急迫性尿失禁。病因同樣是因為攝護腺增生肥大，引起膀胱逼尿肌肉肥厚、膀胱容量減少，甚至造成膀胱不自主的收縮。

年輕時專注於某事時，即使稍有尿意，憋一下也無妨，甚至會完全忘了解尿這件事，待事情告一段落，才警覺膀胱很漲。年輕時，可以輕鬆地延後排尿時間點，然而到了中老年一旦尿意感來了，無法忍住的感覺會越來越強烈，必須馬上解尿。

急尿在攝護腺增生肥大患者的症狀中，算是最令人困擾的，根據一項報告統計，**攝護腺肥大的病患票選最擾人的症狀，位居一、二名的就是急尿和夜尿**。

C. 夜尿 睡眠常被打斷，必須解尿

在正常睡眠情況下，因為尿漲或尿急必須打斷睡眠而起床解尿，就叫夜尿。**醫學定義上，只要每晚起床排尿多於一次，就叫夜尿**。夜尿次數是從入睡到起床之間開始計算，不包括睡前排尿及醒來後的解尿。所以熬夜工作、歡樂通宵及徹夜未眠，這時期的小便不稱為夜尿。

夜尿原因不只是攝護腺肥大，尚有其他多方面的因素，總結來說**可分為二類，第一是夜間生成的尿液增加，第二是膀胱的容量減少**。生成的尿液增加，原因包含飲水過多（尤其在傍晚或夜間）、飲酒、咖啡因飲料、糖尿病、尿崩症。除此以外，若有鬱血性心臟衰竭或下肢水腫的病，夜間睡眠平躺時，原本下肢積留的體液會因無地心引力的阻礙而流回心臟，當心臟的血液增加，身體會有利尿反應，增加夜間排尿量。

進入老年不分男女，夜晚時腦下垂體產生的抗利尿激素（又名血管加壓素）就會減少，一旦減少了抗利尿激素就會利尿。這種抗利尿激素會使腎臟保留住身體水分，減少整體尿量，如果缺乏，腎臟將產生多量的尿液，當然尿尿的次數就增加了。

嚴重缺乏抗利尿激素將使尿液大量增加，是為尿崩症的一種原因。在老年人根據試驗在夜間腦下垂體產生抗利尿激素會減少，結果尿液的量就增加，必須起床解尿次數也就增加了。治療上，只要給予抗利尿激素，症狀就會改善。

夜尿最主要的問題是打斷睡眠，影響到睡眠品質，導致第二天精神不濟，無精打采，對一個人的工作、活動力、生產力，甚至安全性都有極大的影響。尤其在夜間老年人爬起床到廁所，更是耗費體力，又易跌倒，增加受傷的風險。

統計顯示，夜尿打斷了睡眠對年輕人的工作表現、生產能力有具大影響；**對年紀較長的人有起床跌倒風險，也加重慢性疾病的程度，及增加死亡率**。因為對影響生活品質甚鉅，在下泌尿道症狀群中，夜尿常常是最惱人的，也是病人最常抱怨的症狀。

但針對**攝護腺增生肥大**的治療，對夜尿效果並不理想，因為夜尿的原因是多方面的，醫生及病人都要有耐心，抽絲剝繭，分析夜尿的可能因子加以治療，才能達到效果。

(3) 複雜混合型的排尿障礙

攝護腺增生肥大壓迫尿道形成排尿的阻力所產生的症狀可區分為阻塞型及刺激型二大類，刺激型的症狀常早期出現在第一期膀胱抵抗期，阻塞的症狀則出現在第一期晚期及中後期。

但在臨床表現上，刺激型症狀和阻塞型的症狀是交錯混雜在一起的，譬如小便變弱變細，通常殘尿就增加了，頻尿於焉形成（或是加重），明明小便滴落不出，需用力解尿，但一旦發生尿意感就控制不住，不該尿時偏偏漏尿溼褲子。

前面提到案例一至案例三的王先生、李先生、蕭先生來門診求醫，表達出單獨一兩項的排尿症狀（王先生解尿時間延長、解不乾淨，李先生急尿，蕭先生夜尿），是因這一項兩項的症狀是對他們個人造成最大的生活困擾。實際上經仔細詢問，每一位皆有刺激和阻塞的混合症狀，只是每個人最關注的症狀不一樣。

這種混雜的症狀，在男性來說，**攝護腺增生肥大壓迫是個主要原因，膀胱受刺激、退化、增加其敏感性也是不容忽視的原因，再加上年長者常合併一些慢性病，器官機能的減退，神經調控上的障礙，及其他存在的泌尿科問題共同合成這複雜多樣的排尿障礙**。例如：尿道狹窄、尿道結石、感染等，會有排尿阻塞症狀；膀胱發炎、膀胱癌症、膀胱結石、膀胱的神經病變、糖尿病、巴金森氏症、中風、老化等等，也會造成膀胱的刺激症狀。

以上所談的阻塞型及刺激型排尿症狀，問題皆發生在膀胱和攝護腺，故也通稱下泌尿道症候群。

(4) 其他衍生性併發症狀

攝護腺增生肥大所引發的排尿問題，除了有刺激型及阻塞型的症狀外，有時病情拖久了，一些後續的併發症就逐漸顯現出來，這些後續的併發症狀對患者的心理狀況影響很大，對疾病的嚴重度更是雪上加霜，更干擾到患者的生活品質。

A. 血尿

增生的攝護腺，不只腺體，間質組織（結締組織、纖維組織）增生外，血管也會新生。新生血管常表露在攝護腺尿道的內壁上，血管又粗又大（圖24），一旦破裂就會出現明顯血尿。患者常嚇到魂都飛了，會立刻去急診求醫。

出血發生原因不明，可能為使勁排尿、坐太久壓迫到攝護腺，或突然飲酒過多，導致骨盆腔攝護腺充血。所幸上述原因的血尿會自發性的停止，打上點滴補充水分，多喝水，血尿自動慢慢變淡。只要出血形成的血塊不會阻住膀胱出口或尿道，一般沒有什麼大礙。

圖 24 ｜ 增生的攝護腺上血管又粗又大

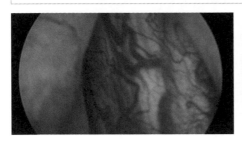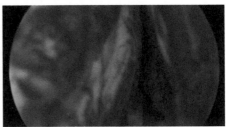

要注意的是血尿的原因有很多，如：泌尿道結石、感染發炎、癌症等。結石、發炎的疾病除血尿外會合併其他的症狀，比如疼痛、發燒等。**癌症的血尿絕大部分都是無痛性的**。所以有攝護腺增生肥大的中老年患者，出現血尿，一定要分別是什麼原因的血尿，特別在泌尿道癌症的診斷，更要多注意，畢竟癌症患者也好發在中老年齡層的族群。

B. 膿尿

基本上就是排出的尿液是像膿的液體，這是因為泌尿道感染，引發白血球和外來病原菌的激烈作用，產生了化膿的現象。原理和皮膚表面傷口感染化膿一樣，在泌尿系統則和尿液混在一起，排出尿液就像膿尿。

會有**膿尿**的形成，基本上都是攝護腺增生肥大比較嚴重，長期下來導致膀胱功能變差，無法排空尿液，積累留存過多的殘尿，**易引發細菌的感染**。結果整個膀胱的殘尿變成膿液，永遠存在，無法完全排出，患者會發燒，下腹持續脹痛，排尿臭味極重。

　　這情形必須先將積留在膀胱內的膿完全導出來，給予抗生素，且須放置導尿管確保尿液不再滯留膀胱，否則會反覆的泌尿道感染及膿尿。所以在**攝護腺增生肥大病人有膿尿發生時**，大都表示膀胱功能不全、逼尿肌收縮不足、殘尿增加，這是已經到排尿障礙後期。

C. 漏尿

　　不想尿尿，尿液卻自動流出來，或是尿尿收不了尾，最後還流出一段在褲頭內。比起其他的排尿症狀，漏尿是最讓人難堪窘迫的，對一個人自尊打擊很大，最常迫使患者不願出門，對生活品質打擊最大。對**攝護腺肥大患者做調查**，漏尿問題是票選影響最大，困擾最多的症狀之一。攝護腺增生肥大的患者表現無法控制尿意，有三種原因。

- 第一種漏尿型態是「**排尿後殘尿滴落**」：上廁所時，明明解完了，褲頭拉上轉身剎那，又有一小段尿液流到內褲。這是因為尿液受阻，尿道中的殘尿無法排乾淨，走動時因重力而不自主流出。

- 第二種漏尿型態是「**急迫性尿失禁**」：簡而言之是排山倒海的尿意突然湧上，走到廁所門口或到家門口，門都尚未打開，心情一放鬆就一瀉千里。

  攝護腺的尿道壓迫、尿道阻力增加，膀胱為了克服排尿障礙，會增加膀胱敏感度，導致逼尿肌的不穩定性增加，這在攝護腺增生阻塞的早期、中期，常發生急迫性尿失禁。

- 第三種漏尿型態是「**滿溢性漏尿型態**」：是沒有明顯的尿意感，但好像隨時隨地都在漏尿。動一下、走一下、咳一下，都在漏

尿，完全沒有徵候。這時患者常覺下腹漲漲的，但也沒有明顯到非要排尿的感覺，整天必須穿戴紙尿褲，因為根本不知道何時要排尿。

這一種漏尿根本原因，是膀胱滯留了太多的尿液。與其說是漏尿，不如說尿滯留膀胱，無法正常排尿。在攝護腺增生肥大影響排尿的後期，膀胱逼尿肌纖維化，喪失收縮、彈性的能力，只能積存尿液，無法排空。情況逐漸嚴重，最後形成慢性尿滯留，膀胱內積尿液可以從 500cc ～ 1500cc。

當滯留在膀胱內的尿液量增加，膀胱內壓也上升，最後膀胱內壓漸漸高過膀胱出口的攝護腺尿道壓力，尿液就被硬擠出來。走動和咳嗽均是提高腹壓的活動，將原本高壓飽滿的膀胱內尿液壓迫出來。

產生這種型態的漏尿，實際上是滿溢性尿失禁。尿液漲滿到極限了，滿了就自動流出來了。通常發生攝護腺增生肥大排尿障礙的後期（**膀胱衰竭期**），膀胱逼尿肌已無功能。患者沒有尿意感，卻動不動尿就自動流出，說穿了實際上就是膀胱慢性尿滯留，尿解不出來（**無法正常排尿**），流出來的尿液均是短暫腹壓增加大過攝護腺阻力，包括咳嗽、用力、起床、走動等。

在這種慢性尿滯留產生滿溢性漏尿情況，要注意很容易同時導致細菌感染、泌尿道感染、結石，或者上面腎臟產生的新尿液無法再進入膀胱，一路向上阻塞，嚴重者會使腎臟功能受損。

以上三種漏尿表現，臨床上均是不受控制的尿液漏出，三種情況的發生機制是不同的，**第一種漏尿型態是「排尿後殘尿滴落」可發生在攝護腺增生肥大的早、中、後期，第二種漏尿型態是「急迫性尿失禁」，常在早、中期，第三種漏尿型態是「滿溢性漏尿**

型態」，則發生在尿滯留情況下，常在疾病後期發生。三者治療
上也有所不同：

第一種漏尿型態是 「排尿後殘尿滴落」	可以先使用藥物放鬆攝護腺內的尿道緊張度，降低攝護腺對尿道壓力，使尿液能快速衝出，不留最後一截的尿液，或是排尿完後，稍等一會兒並用手壓會陰部，壓迫尿道內的尿液排出。
第二種漏尿型態是 「急迫性尿失禁」	膀胱刺激症狀的急尿、急迫性尿失禁可用抑制膀胱過動的藥物（抗乙醯膽鹼藥物或 $\beta3$ 促效劑）並加上攝護腺尿道鬆弛的藥物。
第三種漏尿型態是 「滿溢性漏尿型態」	實質上是尿滯留，必須立刻放入導尿管，減少膀胱內壓力，防止及停止對腎臟的傷害後，再針對肥大的攝護腺及膀胱的功能做適當的治療。

❖ 少見的漏尿型態

　　漏尿的型態還有一些比較少見的，如完全性尿失禁。管控排
尿的開關壞了，尿道敞開著，只要有尿液在膀胱就會直接流出來。
這類型漏尿的患者，一天 24 小時都在漏尿，只要腎臟產生的尿，
輸送到膀胱，完全無法貯存，直接洩漏出，患者只能隨身佩帶成
人尿布。

　　造成這種完全性漏尿的原因，主要是管控小便的括約肌受傷
失去功能，原因包括：骨盆外力創傷，傷到外括約肌；攝護腺刮
除手術，不小心傷害到外括約肌或做攝護腺癌根除手術傷害了外
括約肌。臨床上根除手術情況比刮除手術多見，所幸現今醫療儀
器科技進步，醫療手法技術的精準，這一類和攝護腺手術有關的
完全尿失禁已經很少發生。

另一種漏尿情形是當身體出力、運動時，尿液不自主的流出一些，如抬重物、咳嗽、打噴嚏、大笑、站起來、跑步或快走時會漏尿，這一類的漏尿我們稱壓力性或應力性尿失禁。應力性尿失禁其實常發生在女性身上，多次自然生產的產婦或更年期後，因為骨盆底的肌肉退化，括約肌的功能不全，突然的腹部用力會超過括約閉鎖的壓力，就將尿液硬壓出來了。

雖然應力性尿失禁在男性少見，但在男性接受攝護腺刮除手術後，尿道的壓力阻力降低，括約肌還來不及適時調整，有時會出現暫時性應力性尿失禁。對於**應力性尿失禁的治療，男女性都一樣，增加外括約肌的閉鎖功能，最常使用的就是復健方式的凱格爾運動。**

D. 急性尿滯留 明明急的要死，卻一點一滴尿都擠不出來？

原本已存在攝護腺增生肥大，對膀胱的排尿造成阻力，上述排尿的阻塞症狀（變慢、細、弱、分段解尿，延長排尿時間）在平時已然發生，但排尿時，膀胱逼尿肌收縮的壓力還是可以高過攝護腺壓迫的阻力，尿液尚能排出，但某一天突然一點都解不出來，常使患者痛苦萬分，必須送急診處理。

造成這突然的現象有幾種原因，有可能是感冒時吃的感冒藥內含抗組織胺、類腎上腺素，會作用在攝護腺尿道，使其肌肉張力增加，加重尿道阻塞的程度。除此以外，寒冷的氣候也會增加交感神經的亢進，促使攝護腺尿道及膀胱頸緊縮，增加膀胱出口的阻塞，又或是長期久坐、騎車，使攝護腺充血膨脹，加重尿道壓迫。

　　有時大餐一頓，開懷暢飲，飲酒過多，也會有急性尿滯留出現，原因可能也和脹尿，膀胱過度飽滿有關。這是因為過度憋尿，膀胱肌肉過度拉扯，造成膀胱逼尿肌收縮不足，排尿時收縮力量無法克服攝護腺的阻力，尿液才不能順利排出。

　　為了避免這種令人措手不及的急性尿滯留，**平時注意保暖，吃感冒藥要詢問是否會增加排尿阻力，不飲酒過量、不久坐、不騎車、不憋尿等**生活上注意事項外，最主要的是針對主要原因，去評估治療增生肥大的攝護腺。

E. 慢性尿滯留

　　慢性尿滯留和急性尿滯留最大不同點是，慢性患者只覺得下腹脹脹的，沒有想排尿的感覺。此時膀胱內的尿液存留從 500cc 以上～上千 cc 均可發生，一直要到併發症出現（滿溢性尿失禁、泌尿道感染，甚至腎功能低下）才就醫求診。

　　滿溢性尿失禁實際上的根本原因就是慢性尿滯留，所以在此不厭其煩再加強論述，是為提高讀者對慢性尿滯留的印象，畢竟到了慢性尿滯留，就表示排尿到了最終死棋了。

　　這種慢性尿滯留，是一步一步慢慢形成的。起初膀胱逼尿肌的力量開始減弱，每次解尿殘留尿量逐漸增加，而攝護腺增生是不斷進行的，尿道阻力也逐步攀升。當膀胱壁壓力過高、膀胱被破壞（肌肉纖維化、小樑化，憩室出現），膀胱的收縮力就會開始大幅下降，無法排尿。膀胱呈持續飽滿狀態，脹尿的感覺也鈍化，不覺有尿意感，所以患者常無太大痛苦，仍然能忍受些時日。

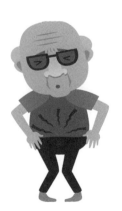

到這階段，排尿的方式已不是正常的膀胱逼尿肌收縮，而是肚子用力，或是手壓膀胱，借助外力將膀胱內的尿液擠出，這也就是上節所講滿溢性漏尿的病因（也是造成泌尿道感染、膿尿的病理因素）。最嚴重的併發症是上泌尿道腎臟水腫，腎功能逐漸流逝，不可不慎！

以上是介紹了男性攝護腺增生肥大可能帶來的排尿阻塞型，刺激型症狀及其衍生後續併發症。但是排尿障礙的嚴重度不能只單純的評比：「誰的尿流速快」、「誰解的比較乾淨」、「誰的攝護腺比較大」，因為影響一個人的深遠嚴重程度，還要因個人而定。

每個人對排尿障礙接受度及隱忍度不同，同一程度的排尿障礙，每個人表現症狀可以是多樣化的，感受到的折磨也是大不相同，以下茲舉一兩例子，供大家參考。

前述三位案例詢問的事情，如攝護腺問題是不是該開刀了？為何吃藥治療，其他症狀都改進，唯獨夜尿還存在？在後面章節談治療時會有更詳細的描述。也有人問，攝護腺增生肥大的治療，是否有更好自費的藥物？這點大家不要擔心，**健保局對於排尿障礙或膀胱過動的藥物，不論新舊，都是健保給付的。**

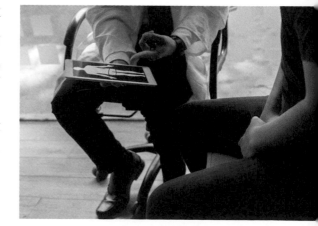

退休後再也不敢出門的恐懼

有天我突然接到高中同學打來電話，説他父親工作退休後已十多年，目前年齡 75 歲，已關在家裡 3 ～ 4 年，足不出戶，每天愁容滿面，像是嚴重憂鬱症。長年來排尿不順暢，老人家總認為是老年人退化的緣故，不願意嘗試治療，總是練一些氣功等等，期望改善排尿症狀，但一直未見有所幫忙。

最嚴重的是常常尿失禁。就幾年前和老同事聚餐時，父親頻頻上廁所，甚至還尿到褲子上，讓他尊嚴盡失。某次和旅遊團出遊，甚至尿失禁兩次，讓他非常尷尬，從此以後再也不願出門了，連居家附近公園逛逛也不敢外出。整天在家待著，神情反應也漸漸像是老年癡呆症。今早起床，目光呆滯，和他講話也沒反應，只哼哼哈哈的，情況看起來不妙，所以才電話求救。

我回答同學的電話：「你父親除了長年排尿問題外，現在可能還有神經科或精神科的問題，可以齊頭並進，一方面去找該科的專科醫師看看，另一方面帶來我門診就醫。」

最後診斷發現，他的父親有輕微的腦退化及老年憂鬱症，關於排尿的問題，除了上述的尿失禁外，尚有頻尿、排尿用力。排尿不順暢，超音波下看攝護腺大小為60cc（正常20～25cc），餘尿約70cc，我鼓勵老伯一定要服藥，一陣子後再看改進的情況，並囑咐同學一定要盯著父親按時服藥。

一個月後，老伯再來門診，排尿速度有進步，尿失禁的情形大幅減少了。經由尿流速檢查仍然有阻塞型的排尿圖形，看情況是要手術解決了。

提到手術，老伯心中很畏懼，選擇繼續用藥來改善症狀，但持續一年多，最後還是手術刮除肥大的攝護腺。術後排尿問題大幅改善，急尿及尿失禁的情形次數變少了。目前在家人陪同下，可以自主去公園走走逛逛，心中尿失禁的恐懼漸漸放下。我也衷心期待老伯能再次走入人群，參與一般社交活動。

和廁所有約

前年和旅行團去大陸稻城亞丁旅遊，在四川大地震封鎮後，又重新開啟另一旅遊的地點，一向對大自然風景嚮往的我抱著好奇心報名參與。旅程約十幾天，每天幾乎跑上幾百哩地，一趟距離短則 2 小時長則 4～5 小時。高峰險峻、氣勢磅礡，藏人文化也相當吸引人。一位年紀約 60～70 歲的吳先生，一路下來坐在我隔壁也同一桌同進餐，漸漸混熟了。

只見他到任何一個景點，一下車必定先上廁所，待集合上車當下，也必須再上一次廁所，有時車走在半路，也會要求下車尿尿。總之，他應該是屬於頻尿的情況。某次大家集合後上車卻一直等不到他，十分鐘後他才急急忙忙衝進遊覽車，連聲抱歉，說解尿的人太多，在排隊。

幾天下來我們比較熟了，我便直接關心他尿尿是否有問題？他說他幾年前上班時，當心思在工作上便一切正常，但稍一放鬆心情，就會有排山倒海的尿意，奇怪的是一秒前還無事，一想小便就如山洪爆發一樣，意隨心轉。有時在回家路上，縱有尿意感，但還不太急，控制得住，但是一到家門，鑰匙孔都還沒插入，就憋不住了，總是漏出一些尿來，好似膀胱也知道要解放了，一下突然鬆懈。

吳先生也強調，他不能有尿意感，不知是下意識作用，還是真的尿意產生特別快，一旦有小小的尿意感，就一下會變成中等尿意感或強烈尿意感，所以必須將尿液儘量排空，才能安心接下來的活動。

但每次排尿，平均要解兩次才感覺沒有殘尿，甚至三次。他說譬如這次旅遊，每個站點都必須上兩次廁所，最後上車還須解一次才安心。所以剛才大家在等他，就是解最後一次。他自嘲地說：「別人下車尿尿，只要繳一次費用（大陸上許多景點廁所仍要收費），我必須付三倍費用。」

他說平時出外辦事，都要擬定一個行程表，標列的不是事件，而是廁所在哪裡，以防不時之需。他感嘆別人開車出門心中想的是何處有停車場，他想的是該到哪上廁所，不知出門是辦事，還是和廁所有約？

以上兩個案例均是表現頻尿、急尿、漏尿的症狀，兩者的反應也不太一樣，其一乾脆不出門，守著廁所守著尿，嚴重影響日常生活社交活動，另一位則安排好對策，縱不方便尚不至引起大的干擾。

其實中老年人男性應該多多少少有上述兩例的症狀感受，只是嚴重度大小不同而已。所以攝護腺疾病的症狀不是單純的解尿問題，還連帶影響患者社會、家庭、健康及生活型態。雖然是必然的老化過程，我們還是有必要知道如何診斷、治療、防範，以提升老年男性的生活品質。

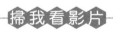

攝護腺肥大篇
Ep3. 你有急尿或排尿困難嗎？開會、看電影讓你一直跑廁所嗎？帶你知道攝護腺造成的症狀！

【第7章】排尿障礙的評估檢查

☉ 常見案例

已退休的王老師和李老師，兩人年紀均已超過70歲，一日閒聊。

王老師 最近常常半夜起床小便，常常失眠，去看醫生後拿了些藥，似乎好了一點。

李老師 幾年前，我也因為排尿緩慢，去看醫師，結果就安排手術切除肥大的攝護腺，目前排尿尚稱順暢。

王老師 記得以前有位朋友，也同樣因為尿不出來，而接受攝護腺刮除手術。

王老師 那攝護腺肥大，到底吃藥有效，還是要手術呢？

　　王老師和李老師的對話，常是患者間的一般對話交流或是詢問。患者常利用自身的經驗和聽聞歸納出自己的治療準則或方向，但這種作法大都不正確，甚至嚴重偏誤。

　　每一個人的情況不同，症狀、嚴重程度不一，適合他人的治療方法並不一定適合自己，**之所以要看醫生，除了診斷找出病因外，最重要是評估病情嚴重程度，找出一個最適合的治療方法。**

　　這個章節要討論如何評估攝護腺增生肥大的嚴重程度，以及用什麼方法評估。方法非常容易明白，沒有什麼高深的理論，但醫師評估時常遇見的問題在於大眾尚有一些錯誤觀念存在，甚至主導醫師專業的判斷。

　　有一位60出頭的先生，聽說他的朋友接受攝護腺刮除手術，想想自己和他朋友歲數差不了多少，自己應該也有排尿方面的問

題，便匆匆來到門診。經病史詢問及排尿速度檢查，超音波攝護腺大小測量，他幾乎沒有排尿的問題，只是尿流速比年輕人稍慢，攝護腺大小也只有 26 公克左右。

我除了建議他正確飲水及排尿的習慣方式，生活上注意的事情外，還是應他的堅持要求給他一些藥物服用。有些人認為生病就必須吃藥，甚至沒生病也會詢問有無預防性的藥物。以前看病不拿藥患者會感到不安，甚至指責醫生無醫術、經驗不足，但這種情形最近幾年改善很多，可能和醫學知識普遍提升有關。

我也有遇過患者一進門就說要開刀，越快越好。有些人是因為仍有工作，必須勉強空出時間手術，或是兒女希望老人家能及早動手術，配合自己的休假時間照顧陪伴後能及時回去上班。我剛到中部的醫院任職時，當地有一位民意代表直接打電話給我，說道：「我父親說排尿不順暢，聽說現在有一種光，叫什麼綠光，效果很好，錢不是問題，就直接開刀，明天去你門診找你，你就安排一下。」

語調很急躁，想必工作上一定很忙碌。我緊接著回答，抓重點說：「不是每個人都必須手術，也不是手術就是最適當的方式，明天你父親來了我先評估。」尚未講完，對方就接著說：「時間上最好安排這星期，下星期我的工作太忙，一切拜託。」隨即咔地掛掉，完全沒聽我講的意思。

以上就是看診時，常碰到的情形，病人和家屬有自己的想法，這些想法常源於傳統觀念、過去經驗、流行的傳說，甚至報章電視網路廣告，專業醫生的建議反倒充耳不聞了。

民意代表的父親攝護腺增生肥大明顯，排尿也真的很差，確實是需要手術治療，剛好符合他兒子的要求。有人會說，既然病

患主動要求手術治療，依他的意不就兩全其美？這就牽涉出下一章的重點，醫療照護或手術啟動的時機，過早和過晚的利與弊。太早啟動手術，排尿障礙能得到改善的空間有限，病患不會感覺到排尿有進步多少（排尿順暢的意思），且徒增加病患手術風險及術後併發症，並有浪費醫療資源之嫌。更進一步說手術絕不是預防攝護腺排尿障礙的方法，也不是超前部署的手段。

這裡突顯了兩個一般大眾都會困擾的問題：攝護腺肥大所引起的排尿症狀如何判斷其輕重程度？什麼症狀下要接受手術呢？這個章節我們就來分辨攝護腺肥大增生後引起排尿障礙的嚴重程度。

(1) 主觀性的自我評估：國際攝護腺症狀評分表（IPSS）

在前面一章我們知道增生肥大的攝護腺會有排尿的阻塞症狀及刺激的症狀，每位患者可能有一種或數種以上症狀，每個人的症狀輕重也不同。為了客製化每一位患者的情形，必須有一個量表來評估每個人的狀況。

在臨床實務上，醫生評量每一位攝護腺肥大的病患，都會給予症狀分數的評估表。此表為國際攝護腺症狀評分表（International prostatic symptom score，簡稱 IPSS）（表 3）。這是全世界泌尿科醫師共通使用評估攝護腺肥大或任何排尿障礙最常見的問卷，基本上有 7 個問題，一題 5 分，所以滿分是 35 分，也是症狀最嚴重的，完全無症狀是零分。

International prostatic symptom score

這7個問題又可分為兩大類，第1、3、5、6題是阻塞的症狀，第2、4、7題是刺激的症狀。由表中可以了解排尿的嚴重程度及哪一種症狀為主要問題。7個問題，總分0～7分為輕度，8～19分為中度，20分以上為重度。最後還有生活品質影響的指標。

是否要開始治療？採何種治療？這國際攝護腺症狀分數提供很重要的參考指標，但是還是不足夠。因為國際攝護腺症狀評分表（IPSS）是由患者自己勾選，屬於個人的主觀感覺，另外生活品質的影響程度表也是主觀性的。

主觀性的評估，多少和每位病患的主觀感受有關，所以不能將每個人的評估分數，等量等比的齊觀。常常會碰到有些案例，攝護腺增生肥大已經很嚴重，排尿也明顯阻塞，需要儘快處理，否則將引起併發症，但病患自評的「國際攝護腺症狀評分表」分數不高（輕度症狀），對生活品質上影響不大。

有的案例卻相反，症狀自我評估是嚴重的，生活上也大受影響，結果攝護腺大小並不如預期的肥大，尿流速也尚可。這就表示，每個人對表現於外的症狀感受程度差異性很大，有的人大驚小怪，有的人大事化小、小事化無，這和個人特質、生活習慣、生活經驗、職業及環境有關。所以**單憑一個主觀評分表，不能當作治療的唯一指引，還必須加入專業客觀的檢查**。

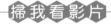

 攝護腺肥大篇
Ep4. 要如何自我評估「攝護腺肥大的症狀」呢？快自行測驗一下囉！

（表 3）國際攝護腺症狀評分表

症狀 ＼ 類別	完全沒有	五次中有一次
1. 膀胱不能完全排淨尿液： 在過去一個月內，每當您小便完的時候，您是否經常感覺到膀胱裏的尿液並未完全排乾淨？	0	1
2. 排尿的次數： 在過去一個月內，每當您小便完之後，不到兩小時，您是否又感覺到頻頻想解尿？	0	1
3. 間歇尿的症狀： 在過去一個月內，當您在小便的時候，是否經常發現您的小便斷斷續續，不能連貫？	0	1
4. 尿急的症狀： 在過去一個月內，當您想要小便的時候，您是否發現無法憋尿，有一定要馬上解出尿液的感覺？	0	1
5. 排尿無力的症狀： 在過去一個月內，您是否經常感覺排尿無力，尿流速變弱？	0	1
6. 逼尿的症狀： 在過去一個月內，您是否經常感覺在開始排尿時，腹部必須用力才能解出小便？	0	1
7. 夜尿症： 在過去一個月內，由您上床睡覺直到早上睡醒之間，您要起床小便多少次？	0 （沒有）	1 （一次）

※ 症狀計分總分：0 ～ 7 分表示症狀輕微；8 ～ 19 分表示症狀中等；20 ～ 35 分表示症狀嚴重。

因泌尿系統疾病的症狀而影響了生活的品質（QoL）

症狀 ＼ 類別	非常歡愉	喜悅的
如果目前的排尿症狀一直持續下去，您對未來生活有何感受？	0	1

	不超過一半	大約一半	超過一半	幾乎每次	單項評分
	2	3	4	5	
	2	3	4	5	
	2	3	4	5	
	2	3	4	5	
	2	3	4	5	
	2	3	4	5	
	2 （二次）	3 （三次）	4 （四次）	5 （五次或以上）	

大部分滿意	苦樂參半	大部分是 不大滿意	不快樂的	非常悲慘
2	3	4	5	6

我們可以利用國際攝護腺症狀評分表（IPSS）（表 3），來評估自己的症狀感受程度，明白自己的排尿症狀是輕或重，尤其平時有排尿困擾的人又不方便立即去醫院看診，可以用來自己評分一下。大致上患者對治療有一個概念，知道自己的排尿症狀嚴重程度。

※ **輕度的症狀**（總分 0 ～ 7 分）：可以再觀察一下，有加重情形就須看醫生了。

※ **中度症狀**（總分 8 ～ 19 分）：就必須積極治療，請務必前往泌尿科診治，大部分需使用藥物或手術治療。

※ **重度症狀**（總分 20 分以上）：大多需要手術治療，以減少併發症的發生，也可以依據攝護腺症狀評分表來評比治療前後進步程度及百分比。

(2) 客觀性的專業檢查

但注意，國際攝護腺症狀評分表是每個人的主觀感受，上述的建議和治療方式還只是大概推論，臨床上還需要客觀性檢查，才能得到放諸四海皆準的檢查結果。目前**攝護腺肥大的客觀性檢查包括尿流速檢查、餘尿、超音波、肛門檢查、攝護腺特異性抗原等**。以下描述為患者進入泌尿科診所後一系列的流程及檢查。

當一位男性因為排尿問題而求診時，首先醫師會問診，明白了大致的情況後，會請患者自行填寫國際攝護腺症狀評分表（IPSS），留取尿液做一般尿液常規檢查。醫師會在診間做肛門指診，安排尿流速及殘尿量測量，並抽血檢驗攝護腺特異性抗原，或者，依據病患情況增加測腎功能指數（肌酐酸、血中尿素氮、腎絲球有效過濾率）。

A. 問診

問診時，醫師主要會問的是：「這次就診問題」、「排尿的障礙」、「是解不順暢還是頻尿、急尿、夜尿等等，以及嚴重的程度」，同時配合國際攝護腺症狀評分表，讓醫師初步掌握患者排尿障礙型態及嚴重度的程度，以便安排進一步的檢查。

問診還包括年齡及家族病史、過去病史、共病的存在，及目前使用的藥物。年齡在攝護腺疾病是很重要的，**大於 60 歲的人排尿障礙比較偏向攝護腺本身增生肥大，年紀越輕的人則偏向攝護腺炎**。攝護腺肥大和攝護腺癌一樣也會與家族病史有關，如果家中父親、兄長有攝護腺增生肥大的病史，本人得到此種疾病的機率也會偏高。

過去病史中，醫師會問：是否接受過腹腔手術？是否曾有腦中風，或做過脊髓創傷手術？是否曾接受過膀胱內視鏡檢查或下泌尿道（膀胱、攝護腺、尿道）手術、曾有尿道細菌感染發炎？或是接受過大腸癌的根除手術？根除手術可能使膀胱周邊的神經受到傷害，引起神經性的排尿障礙；腦中風及脊髓的病變，可以使調控排尿的神經傳導異常，造成神經性的排尿障礙。以前曾做過下泌尿道手術的病人，這次排尿問題很可能是尿道狹窄、膀胱出口狹窄等原因。若過去有尿道發炎的情形，也要評估是否有尿道狹窄的併發症。

在慢性病中，要注意是否有糖尿病、酗酒、心臟衰竭，因為糖尿病本身就容易造成多尿，並且容易有周邊神經病變，影響排尿神經傳導，也影響膀胱肌肉收縮。總體來講，糖尿病也會有頻尿、排尿慢、殘尿多的情形，和攝護腺肥大的症狀相同。酒精中毒的病人，神經亦會受波及，也會有神經性的排尿障礙。心臟衰竭或下肢水腫的患者，平躺睡眠時會有夜尿的情形發生。

目前使用的藥物也是問診的一個重點，因為抗組織胺（過敏藥）、感冒藥，會加重排尿的障礙，常遇到原本就有攝護腺疾病的人，因為吃了感冒藥後，突然解不出來了，發生急性尿滯留。另外精神安定藥，本身也會影響排尿。

以上問診的內容，實際上和排尿的機制是息息相關的，回答醫師的問診一定要據實，不要誇大症狀，也不要隱瞞或是輕描淡寫的帶過。畢竟男性排尿障礙不只單有攝護腺增生肥大的原因。問診完後，醫師會做肛門指診、尿液檢查、血中攝護腺特異性抗原檢測及尿流速測量。

B. 肛門指診

醫師用食指經由肛門觸摸攝護腺，主要是去評估攝護腺的大小，但只能摸到攝護腺的後葉，由攝護腺突出的情形及橫面積大小，粗估攝護腺的體積，但無法像超音波精準的測量其體積，而且無法得知尿道內攝護腺壓迫的情形。但此種檢查可以同時觸摸攝護腺的硬度及結節腫塊，可以早期知道攝護腺癌的可能。

檢查時，會在手套上塗抹膠狀潤滑劑，從患者肛門口伸入手指，此時患者常常反射性縮肛、身體挺直，會影響檢查。病患只要放鬆下腹，不出力抵抗，檢查大約是幾秒鐘時間，很快就結束了。但患有急性攝護腺炎的病患，肛門指診通常造成劇痛，臨床上懷疑急性攝護腺炎的病患，醫師通常也不會做肛門指診。

由於經肛門指診，病患常常覺得怪怪的，很尷尬不舒服，有的病患甚至拒做此檢查，但有經驗的醫師，經由肛門指診就可以知道攝護腺的大致情況，且攝護腺癌大部分發生在後葉，早期可以由指診感覺出來，達到早期診斷早期治療的目的。且肛門指診

是可以快速，方便及經濟的門診檢查之一，已成為泌尿科門診的常規檢查，大家可以放寬心接受檢測，找到病因接受正規治療，才能縮短病程恢復健康。

C. 尿液檢查

尿液檢查是泌尿科門診最基本且最重要的檢查之一，檢查項目中涵蓋泌尿系統健康的大量資訊，或其他器官的功能及疾病，所以幾乎每位病患到泌尿科診間，首先會請患者收取尿液檢查。

檢查包括尿液的顏色、混濁清晰度，儀器分析可分析出尿液酸鹼值、糖分、尿蛋白、尿膽素原、潛血反應等。尿液離心後，取出沉渣，用顯微鏡可看出是否存在紅血球、白血球、上皮細胞、細菌、結晶物質等。可以由上述簡單無侵害性的一般尿液檢查得到大量訊息。

❖ 顏色 ➡ 細菌感染或發炎

尿液呈現紅色，可能是血尿，由潛血反應或顯微鏡下檢查可以得到證實。如果呈現混濁色或是黃白色，很有可能是發炎、細菌感染，顯微鏡下可見膿細胞、白血球、紅血球、細菌。另外，有像洗米水或牛奶色的乳糜尿，表示有淋巴系統發炎，發炎後和泌尿系統相通或成瘻管，直接排出類似牛奶色的淋巴液。

尿液	檢驗結果
紅色	可能是血尿，由潛血反應或顯微鏡下檢查可以得到證實。
混濁色或是黃白色	可能是發炎、細菌感染，顯微鏡下可見膿細胞、白血球、紅血球、細菌。
洗米水或牛奶色的乳糜尿	表示有淋巴系統發炎，發炎後和泌尿系統相通或成瘻管，直接排出類似牛奶色的淋巴液。

❖ 酸鹼值 ➡ 不同結石或感染

　　尿液的酸鹼值（PH）是 5.0 ～ 8.0，平均 6.0，正常尿液呈現弱酸性。**尿液酸鹼值受食物攝取影響很大，當進食較多蛋白質的食物，尿液呈酸性，常吃素食者尿液呈鹼性。**某些疾病也和尿液酸鹼值有些關聯：尿酸結石，胱氨酸結石多見於酸性尿液中；草酸鹽及磷酸鹽結石多見於鹼性尿液中，另外，鹼中毒、腎小管性酸中毒、泌尿道感染時，尿液多呈鹼性。收取小便後放置過久，尿液也會變鹼性。

❖ 尿比重 ➡ 身體水分多寡

　　尿比重是表示尿的濃度，尿中含有尿素、鈉、氯離子等多項物質，所以比重一定大於 1.0（和純水比較），濃度越高比重越高。**一般正常值為 1.010 ～ 1.030 之間，端視身體中水分多寡而定，如果身體缺水，腎臟會回收多量水分，這樣尿量就會變少、變濃。**

　　身體水分攝取太多了，腎臟則排出過濾多量水分，尿液就會變多、變稀釋。當尿液中有蛋白、糖分會顯得比重過高，或是身體脫水時，尿比重也增加，如果尿崩症患者，則小便類似白開水，比重較低。

❖ 尿蛋白 ➡ 腎臟病

　　蛋白尿是大家很害怕的事情，通常和腎臟有密切關係，有時在疾病早期身體還沒有其他症狀前，蛋白尿就已經出現。正常健康成年人中，**每天尿液也會排出少量的蛋白質，大約總量在 30 ～ 120 mg。**當每天尿液蛋白質排出量大於 150 mg 就稱為蛋白尿。

　　一般一次性尿液檢查，蛋白質的量以 0、+、++、+++、++++ 來表示，

若出現＋或＋＋，可以再複查幾次，複查結果為陰性，可能只是暫時性的蛋白尿。如果＋＋＋或＋＋＋＋則必須轉至腎臟內科進一步檢查（包括一天 24 小時尿液總蛋白質排出量、腎功能、免疫血清檢查），甚至腎臟切片檢查。

有些情形下也會暫時產生蛋白尿的現象，像是劇烈運動、勞動過量、發熱、寒冷、腹水，會出現蛋白尿，但時間短暫，一天不超過 100 mg。泌尿系統的感染、尿道炎、膀胱炎、腎盂腎炎也會出現蛋白尿，治療後就會消失。有時長時間站立，也會出現暫時性蛋白尿，但平躺休息就消失了。

D. 尿液分析

- **潛血反應**：是檢查尿液中是否有血尿，是利用尿液試紙檢測，原理是在尿液試紙上塗一層有機化合物，當尿液中有血時，紅血球的血紅素上具有氧化酶，和試紙上的有機化合物作用，會讓試紙變色。不過有些因素也會干擾試紙的顏色，如：服用大量維生素 C、感染及女性月經期。

  舉凡泌尿系統的疾病，都會表現出血尿，包括腎臟、輸尿管、膀胱、尿道攝護腺感染、結石、癌症、創傷，所以一旦檢測出潛血反應，醫師會再進一步去尋找原因。

- **尿糖**：正常尿液中不應該有糖分，當出現糖分就要考慮是否有糖尿病，這可以當作是糖尿病的篩檢，但真正糖尿病的診斷還需要配合血糖的數值。

- **酮體**：當糖尿病患者如果出現酮酸中毒，尿液中會呈現酮體。另外，在發燒、腹瀉、嘔吐、飢餓狀態、減肥（限制澱粉類食物）情況下，尿中也可能出現酮體。

- 膽紅素：膽紅素是紅血球衰老後其血紅素的分解產物，會經由肝臟來代謝。正常尿液中沒有膽紅素，若出現膽紅素，在臨床上要特別注意。肝炎、阻塞性黃疸或其他肝病，都可能出現膽紅素。

- 尿膽素原：尿膽素原過高表示可能有溶血性黃疸、急性肝炎或肝硬化等疾病；但尿中完全無尿膽素原也非正常，可能有膽道阻塞問題。

- 亞硝酸鹽試驗：引起泌尿系統感染的細菌大部分可使尿液中硝酸鹽轉變成亞硝酸鹽，常用來當作尿路感染的篩檢，若為陽性反應，在配合尿中白血球數量來判斷尿路感染。

- 白血球脂酶：白血球脂酶是由白血球產生的，尿中含有白血球脂酶，表示尿中有存在白血球，代表有發炎反應，很可能有泌尿系統的感染，當然不能憑由白血球脂酶就判斷是泌尿道感染，必須合併亞硝酸鹽試驗，顯微鏡底下白血球的數目，尿液細菌培養結果及患者臨床上的表徵，才能診斷泌尿道感染。

E. 尿沉積鏡檢

　　除了上述尿液試紙配合自動化儀器檢測外，另外可將尿液離心後，取其沉澱物用顯微鏡來觀察。**分為三大方向來檢查：細胞、圓柱體、結晶。**

- 紅血球：正常尿液中不應該有紅血球，在高倍顯微鏡下大於三個紅血球就表示異常，就要朝血尿方面去進一步檢查原因。有時紅血球型態不正常，大小不一，要考慮腎絲球病變的可能。

- 白血球：尿中白血球增加是泌尿系統感染及發炎性疾病的重要線索，一般在高倍顯微鏡下超過五個白血球就認為有不正常的

發現，必須進一步配合臨床症狀，檢查是哪部分感染或發炎。

- **上皮細胞**：包括尿路上皮細胞及腎小管上皮細胞，在顯微鏡下看到自然剝落的尿路上皮細胞並不多，但**在腎盂腎炎、膀胱炎、尿道炎、結石時，尿路上皮細胞數量會明顯增加**。腎小管上皮細胞常出現在腎絲球腎炎、腎病症候群等，腎實質病變的患者尿液中。

- **圓柱體**：顯微鏡下看到圓柱體，大都與腎臟疾病有關，但敏感性較為不足，依其基質或內容分類，大致上分類為：透明圓柱體、紅血球圓柱體、白血球圓柱體。

- **透明圓柱體**：正常尿沉渣中出現少量的透明圓柱體是正常的生理現象，運動後脫水、高溫環境下，透明圓柱體會短暫升高。當腎臟疾病時，透明圓柱體也會大量增加。

- **紅血球圓柱體**：常與急性腎盂腎炎、IgA 腎炎、腎臟栓塞有關。

- **白血球圓柱體**：急性腎絲球腎炎、感染性腎盂腎炎、間質性腎炎會出現白血球圓柱體。

- **結晶**：在正常人的尿液中常見結晶有尿酸鹽、磷酸鹽、尿酸與草酸鈣。在先天代謝異常疾病或肝臟疾病中，異常的結晶就會出現，如：膽紅素結晶是與肝臟疾病有關；胱胺酸結晶與先天的遺傳代謝異常有關，此種結晶容易在腎臟集尿系統內生成胱胺酸結石。痛風患者，或接受化學治療的患者，尿中尿酸結晶會增加，增加尿酸結石的風險；有草酸鈣結石的病人，尿中也偶爾出現草酸鈣結晶。

- **微生物**：尿沉渣中偶爾出現細菌、黴菌，這必須和患者臨床症狀配合，以確定是否有泌尿道感染。

以上是一般尿液常規檢查項目，可作為一般泌尿系統疾病的篩檢及診斷，因為經濟、方便、快速、不具侵入性，常做為泌尿科初診病患必備檢查。在臨床上太常使用，除了泌尿科必須檢查外，一般體檢中心、檢驗所常列為常規的檢查。

對於檢驗的內容項目非醫療專業人士常不了解，今詳細列出每項檢查代表意義，大家當一般醫學常識了解即可。真有其中一項或數項不正常，可重覆再作尿液常規檢查，以確定異常或求診泌尿科、腎臟科醫師。

攝護腺增生肥大診斷和尿液檢查並不具有直接關聯性，但若因攝護腺增生肥大而產生的併發症，如出血、感染、結石，腎功能衰退時，一般尿液檢查就具有實益（表 4）。

F. 尿流速測量

這是大家可以想像出最合理的檢查，因為排尿障礙的事情，用一個尿流速度就應該可以表現出來。病患朝向一漏斗型的儀器解尿，尿完之後，儀器馬上就可以計算出整體尿量、最快速度、平均速度及整個解尿時間。

緩慢的尿流速，可以是因為阻塞，也可能是膀胱無力。阻塞的原因除了攝護腺增生肥大外，尚可能是尿道狹窄及尿道出口狹窄、尿道結石，所以尿流速變慢並非專指攝護腺肥大，有必要還需要其他診斷方法，來區別是尿道狹窄或膀胱收縮力不足。

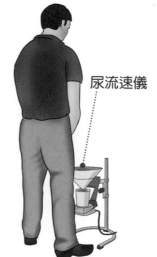

尿流速儀

（表 4）尿流速檢查與正常尿流速

①　最大尿速正常值為 ≧ 25ml/sec

②　平均尿速：正常值為 ≧ 10 ～ 20ml/sec

③　解尿量：正常值為 ≧ 200ml

④　解尿時間：正常值為 15 ～ 20sec

⑤　到達最大尿流速時間：正常值為約 10 sec

⑥　餘尿量：正常值為 < 50ml（年紀大者 < 100ml）

　　尿流速的圖形是很好了解的，不須要專業知識，人人都看得懂，所以做完尿流速看一下圖形就明白自己解尿狀況（圖 25）。

圖 25 ｜病例一 . 正常尿流速圖形

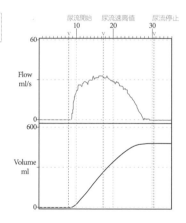

尿流速摘要

項目	值		標準差（女性）	標準差（男性）
最大尿流速	33.7	ml/s	30 %	60 %
平均尿流速	22.2	ml/s	25 %	40 %
解尿時間	22.7	mm:ss.S	11 %	26 %
尿流時間	21.5	mm:ss.S		
到達最大尿流速的時間	9.5	mm:ss.S	9 %	20 %
解尿量	478.6	ml		
二秒內的尿流量	19.1	ml/s		
加速度	3.5	ml/s/s		
VOID	33/480/0			

餘尿量 ___0___ ml

不過要注意的是，當一次尿量少於150cc時，圖形就不真實，所以最好就是當膀胱漲尿，很想解尿時做，才能得到真實的結果。要注意，**有時一次的尿流圖形，並不代表排尿真實狀況，緊張、害怕、陌生環境，均會影響排尿的功能，多做幾次比較會有參考價值。**緩慢的尿流速度不是只代表攝護腺問題，其他尿道狹窄也會有緩慢的尿流速，甚至膀胱無力也呈同樣的緩慢圖形。

以下為臨床真實案例尿流速圖形（圖26、圖27、圖28）。

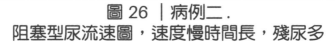

圖 26 ｜病例二.
阻塞型尿流速圖，速度慢時間長，殘尿多

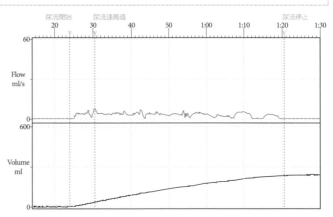

尿流速摘要

項目	值		標準差（女性）	標準差（男性）
最大尿流速	8.0	ml/s	-57 %	-45 %
平均尿流速	4.5	ml/s	-64 %	-54 %
解尿時間	56.4	mm:ss.S	-218 %	-152 %
尿流時間	51.2	mm:ss.S		
到達最大尿流速的時間	6.4	mm:ss.S	23 %	40 %
解尿量	231.7	ml		
二秒內的尿流量	3.5	ml/s		
加速度	1.2	ml/s/s		
VOID	8/230/100			

餘尿量 ___99___ ml

正常年輕人排尿量一次大約 250 ～ 400cc，最大尿流速大於 20cc/ 秒，平均流速大於 15cc/ 秒，解尿整體時間大約 30 秒內。當年長者單純因為攝護腺增生肥大引起尿流速變慢，如果最大尿流速小於 15cc/ 秒，平均尿流速小於 10cc/ 秒時，醫生會認為已確定有阻塞的臨床上意義。

圖 27 ｜病例三.
阻塞型尿流速圖，速度極慢，幾乎排不出尿，殘尿多

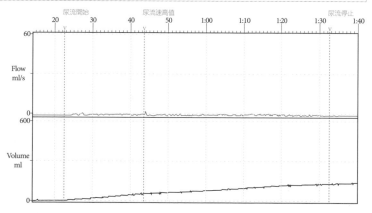

尿流速摘要

項目	值		標準差（女性）	標準差（男性）
最大尿流速	3.4	ml/s	-71 %	-64 %
平均尿流速	3.4	ml/s	-50 %	-39 %
解尿時間	1:10:1	mm:ss.S	-386 %	-291 %
尿流時間	35.0	mm:ss.S		
到達最大尿流速的時間	21.3	mm:ss.S	-204 %	-139 %
解尿量	120.2	ml		
二秒內的尿流量	1.1	ml/s		
加速度	0.1	ml/s/s		
VOID	3/120/130			

餘尿量 ___133___ ml

G. 殘尿量測定

表示排尿後，膀胱內沒有完全解出的尿液，尚有部分尿液存留在膀胱內。理論上，排尿功能健全者，應該全部解出來，如果

殘尿多，表示膀胱逼尿肌肉無力，或是尿道通道的阻力增加，或是兩種原因一併存在。

男性攝護腺增生肥大造成的阻塞常出現殘尿增加情形，所以測量小便後的殘尿量，也是評估排尿的功能的一種方式。在做完尿流速檢查後，會一併檢查（利用下腹部膀胱超音波或導尿管導尿）。

但殘尿量的多少，變異性很大，同一人在一天內小便，可能每次的殘尿量都不同，因此多做幾次的殘尿量評估，可以得到較客觀的結果。

殘尿量要多少才算正常，目前無定論，一般泌尿科醫師會訂在 50cc。**當殘尿量增加大於 100cc，表示真正有臨床上的問題了，**並非一定表示非手術或放尿管不可，但是確實是一種危險訊號，未來發生尿滯留或接受手術比率相對提高，須嚴密觀察追蹤。

圖 28 ｜膀胱無力，靠腹壓排尿，呈間斷型

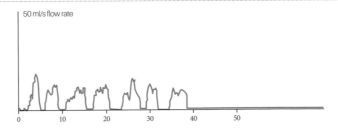

50 ml/s flow rate

H. 超音波

用於檢查攝護腺，超音波可分為二大方式，一為經腹部超音波，一為經直腸超音波。

- **經腹部超音波檢查**：是將超音波探頭直接放在下腹部、恥骨上部，脹尿時可直接觀察膀胱壁厚薄，有無腫瘤、結石，或是膀胱憩室的存在；向尾部掃描會看到攝護腺，可以查知大小、形狀及突入膀胱的程度。當解完小便後，可以直接掃描出膀胱內殘尿的量。

- **經直腸超音波檢查**：是將細柱狀超音波探頭伸入肛門口到直腸，直接在攝護腺上掃描，這時攝護腺影像是最清晰的，不只攝護腺的大小、外觀可以量得精準，最重要還可以偵測是否有低回音（黑色影像，懷疑攝護腺癌）部分存在，利用經直腸超音波找出攝護腺特定可疑部位，再利用針刺切片做病理檢查加以確定是否罹癌？這已是泌尿科評估攝護腺癌的固定方式了（圖29）。

圖 29 ｜ 經直腸超音波攝護腺切片

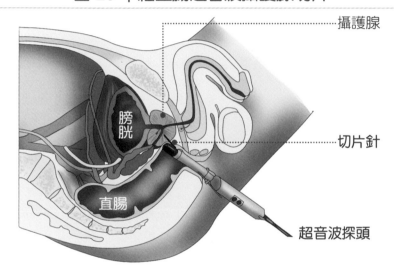

攝護腺

切片針

膀胱

直腸

超音波探頭

　　除了上述針對攝護腺的超音波外，醫師偶爾也會使用一般超音波來掃描腎臟，比如：懷疑因攝護腺增生肥大造成腎臟產生的尿液沒法順利傳輸於膀胱，而導致尿積存引起腎臟積尿、腎水腫時，或是醫師懷疑腎臟有並存的結石或腫瘤，也會使用腎臟超音波的檢查。

掃我看影片

Ep5. 攝護腺肥大篇
帶您了解～醫師端如何幫您評估有沒有「長壽病」呢？

【第8章】攝護腺特異性抗原（PSA）

⊕ 常見案例

　　王先生，80歲，以前在建設公司任職經理，十幾年前退休。最近因為排尿緩慢，站很久才解出來，前來我的診間問診。經由肛門指診及尿流速測定，大概攝護腺的增生肥大是主要原因。吃了一星期藥物，排尿順暢多了，唯一是攝護腺特異性抗原數值是 5.7ng/ml。這在篩檢攝護腺癌時是超過正常參考值 4.0ng/ml。王先生對這數值比較敏感，話語也緊張起來。

> **王先生** 李醫師，這數據太高了，我是不是得到攝護腺癌？我的某個朋友也有攝護腺癌，經過手術後目前有些小便失禁，我可不願這樣子，寧可死掉，反正也活夠了。（語氣顯得有些慌亂）

> **李醫師** 王先生，不用緊張，PSA 這個數值只是參考，數值越高，罹患攝護腺癌症的機會也愈高，你的這個數值只是高一些，超過 20ng/ml 的患者大部分都是癌症，甚至晚期轉移的攝護腺癌症 PSA 值可高達上百上千，不要把自己認定為癌症，影響自己的心情。

> **王先生** 可是 PSA 數值就是高啊！下一步該如何呢？

> **李醫師** 這裡有幾個議題可以討論一下：
> 第一，PSA 到底是不是絕對指標，超過 4.0ng/ml，就判定為攝護腺癌，人生從此黑暗了，變黑白了？
> 第二，因為 PSA 是由攝護腺分泌的，攝護腺肥大是不是也會有提升 PSA？比如比較大的攝護腺 PSA 就會高些？
> 第三，雖然 PSA 數值高過 4.0ng/ml，是否可以不立即切片，由其他方法知道是否得癌？也就是說除了 PSA 數值之外，還有其他檢查工具可以協助參考是否癌的機會較高？

> **王先生** 李醫師，我已經慌了，拉拉雜雜講得那麼多，我記不住，我只擔心癌症，下一步該如何做？李醫師你是專業，一切聽你的了。

(1) 攝護腺特異性抗原（PSA）是什麼？它和攝護腺癌的關聯性

　　王先生的案例是個臨床上常常碰到的問題，原本為了攝護腺增生肥大，排尿的問題來求醫治，怎麼又多了個攝護腺癌問題，所以在此有必要說明這個問題。

問題一 攝護腺增生肥大並不會衍變為攝護腺癌：前面我們已經提過，只是二者都是年紀大的男性發生率高，讓人誤認肥大久了就變成癌，實際上這二者是不同疾病，互不相關聯的。

問題二 PSA 是由攝護腺上皮組織所分泌的特殊蛋白：主要是幫助精液液化和分解子宮頸上皮黏液，使精蟲能自由的移動順利進入子宮，攝護腺癌會分泌大量 PSA，所以臨床上就用血清中 PSA 的濃度當做攝護腺癌的生物指標，以協助診斷、分期，和作為治療效果追蹤。目前國人訂定正常參考值為 4.0ng/ml 以下。PSA 只是一種參考值，並非判斷有無攝護腺癌的絕對值。PSA 4.0ng/ml 以上隨著數值上升，癌症的機率也跟著上升，4.0ng/ml 以下也不是完全倖免，仍有可能是癌症，只是機率較低。

問題三 攝護腺癌逐年提升：由於人口老化，攝護腺癌的流行率、發生率均較高，甚至攝護腺癌占男性十大癌症的前幾名。這也是每位排尿障礙的男性來求治時，我們均會檢測 PSA，當作一種攝護腺癌篩檢及攝護腺大小評估參考。

問題四 PSA 數值在 4 ～ 10ng/ml，是個灰色地帶：10ng/ml 以上攝護腺癌的機率就較高了，如果沒有什麼狀況，醫生都篤定會請患者做攝護腺切片，但在 4 ～ 10ng/ml 的這灰色地帶，為了避免醫療糾紛，也常建議患者做攝護腺切片。

問題五 **攝護腺肥大，確實也會提升 PSA 的數值**：所以就有人研究多大的攝護腺，其正常的 PSA 數值該是多少。因為攝護腺肥大與年齡有關，有人就統計出不同的年齡層，PSA 的合理值，當然年紀愈大，合理值也上升，甚至比 4.0ng/ml 高。長庚醫院泌尿科曾統計出臺灣人不同年齡層的合理值，這些數值並非絕對值，雖在合理範圍內仍是應該每年定期檢查。

問題六 **無須隨意切片**：為了更嚴謹的把關，不要縱放任何一個癌症，也同時兼顧病人安全，不要動不動就切片，遂有 PSA 自由基的測定，PSA 的密度及 PSA 的上升速度做參考，以輔助癌症的診斷，所以上述在 4 ～ 10ng/ml 的尷尬範圍的患者，就可以利用上述輔助診斷方法，如果其他項目也不正常，就可合理考慮做攝護腺切片檢查。PSA 自由型比上整體 PSA，如果比例小於 25%，則罹患攝護腺癌症風險增加。把 PSA 的濃度除以攝護腺的體積，就是 PSA 的密度，也就是每公克攝護腺組織中的 PSA 值，通常每公克攝護腺組織中的 PSA 值約 0.12ng/ml，如果大於 0.15ng/ml 則罹患攝護腺癌的風險增加。PSA 的上升速度如果每年大於 0.75ng/ml，則罹患癌症的機率就會上升（註：PSA 濃度／攝護腺體積＝ PSA 密度）。

　　這次門診，我沒有做如上分析，因為王先生的心情很亂，應該聽不進去，更遑論了解，所以這次我就告訴他 PSA 5.7ng/ml 並不代表癌症，不要對號入座。

　　隔一星期門診，王先生心情比較穩定，也了解上述的論點，他年紀 80 歲，PSA 5.7ng/ml，仍可視為正常，他還是選擇了切片，很幸運結果都是良性的。

(2) 如何面對升高的 PSA 值

PSA 高於 4.0ng/ml 的臨床病人非常多，大部分和年齡及攝護腺肥大有關。但有些人反應就如同晴天霹靂，縱使切片是良性，也常常要求不斷地做 PSA，往後的人生，整個聚焦在 PSA 上，心情隨著 PSA 的起伏。在臨床上叫做 PSA 症候群。

原本 PSA 只是用於篩選輔助攝護腺癌的早期診斷，反倒成為摧毀一個人鬥志的兇手。醫師解釋病情，說明檢查結果，要非常有技巧有智慧才行。病患也要沉住心仔細聆聽了解，才不會自己嚇倒自己。

這裡在總結一下：攝護腺特異性抗原（PSA）隨著年齡及攝護腺增生肥大會略有升高趨勢，大致 60 歲～ 69 歲 PSA 在 4.5 ng/ml 以下視為正常，70 ～ 79 歲小於 6.5 ng/ml 為正常（表 5）。

整體來說，PSA 數值在 3 ～ 4 ng/ml 時約有 5％的攝護腺癌機會，4 ～ 10 ng/ml 之間約有 20％癌風險，PSA 高於 10 ng/ml 時就有 30 ～ 40％攝護腺癌的可能。臨床上有懷疑，可做經直腸超音波攝護腺切片（圖 29）。

雖無攝護腺癌，但在某些疾病、行為、動作之下，會使 PSA 的數值升高，除了剛講過的攝護腺增生肥大外，攝護腺感染、急慢性攝護腺發炎，在近期內接受攝護腺膀胱鏡檢，導尿，甚至肛門指診，均有升高 PSA 數值的現象。長期騎腳踏車的人，經常壓迫攝護腺也會提升 PSA 的數值。結論上可分為當 PSA 大於 10ng/ml 時，最好能做攝護腺切片檢查。當 PSA 介於 4 ～ 10ng/ml 時，同時肛門指診有硬塊，超音波檢查有異常，PSA 越來越高、PSA 的密度高於正常或自由型 PSA 和 PSA 比值低於正常，或者其他病症懷疑攝護腺癌轉移而來，就必須接受切片的檢查，如果以上均無異常，則每三個月追蹤檢測 PSA。

如果抽血 PSA 小於 4ng/ml 時，雖然在安全範圍內，仍有少比率的攝護腺癌，所以肛門指診異常或影像超音波異常，仍必須切片檢查；如無其他異常，PSA可以每年抽血追蹤。

| （表 5）不同年齡層的攝護腺特異性抗原標準值應有所不同 ||
年齡	正常參考值
40～49 歲	2.5ng/ml
50～59 歲	3.5ng/ml
60～69 歲	4.5ng/ml
70 歲以上	6.5ng/ml

(3) 攝護腺切片是良性，是否保固終身？

已知 PSA 異常升高，但是攝護腺切片結果為良性，切片標本沒有找到惡性細胞的證據，這時仍要和醫師討論後續的追蹤方式。不是良性的結果就永保終身，因為切片只是取樣，切片結果為良性，可能是沒有採到癌病灶，如果醫師由臨床判斷還是高度懷疑存在攝護腺癌，則醫師會建議第二次，甚至再採取第三次切片。

如果切片為良性，又無其他臨床表徵懷疑攝護腺癌，仍必須持續追蹤 PSA，因為目前沒有攝護腺癌並不能保證未來不會罹患癌症，所以定期追蹤 PSA 仍是必要的。

在攝護腺增生肥大排尿障礙的患者接受 PSA 檢測，主要目的在篩檢潛伏的攝護腺癌的病人，俾能達到早期診斷攝護腺癌。另一目的由 PSA 值的高低，醫師也會估量攝護腺體積的大小，及預測排尿障礙症狀的加重速度。因為 PSA 大於 1.4ng/ml 的患者，則未來排尿障礙發展速度較快，且為急性尿滯留的危險因子之一。

🏷 柴先生 PSA 的迷失

我有一位長輩朋友，年長我約 20 歲，從小同住南部眷村，我和他並不熟悉，因為兒童時期並未玩在一塊。他退休後知道我做泌尿科醫師，遂來請教關於他的健檢報告，其中一項就是攝護腺特異性抗原指數偏高 8.7ng/ml。

體檢醫師告訴他可能有攝護腺癌，嚇得他到處問人求診，知道我的專業為泌尿科，就趕緊來門診諮詢。經由肛門觸診，經直腸超音波攝護腺檢查除了攝護腺肥大外，沒有發現異常，再抽血檢查 PSA 為 8.1ng/ml 確實高了些。非常緊張的柴先生，經過我解釋後仍不放心，接受了攝護腺切片檢查，結果顯示並無攝護腺癌。

他按照我的建議，柴先生每三個月固定來抽血檢測 PSA，如果數值比上次低一點，就顯出如釋重負的歡愉，但如果升高一點，很明顯臉色馬上垮下來。雖然告訴他可能是合理誤差範圍，依然無法改變他對 PSA 的執著，甚至緊張到每個月他還自費檢測 PSA。

如此這般折騰了五、六年，PSA 的高高低低，就左右了他的心情上上下下起伏，之後又做了三次的攝護腺切片，結果均為良性。在第七年時，我從原醫院退伍，要去臺中就業時，最後一次在台北看診時，他明顯憂鬱的面孔上可以看出來，未來他不知要找誰去問診，因為畢竟六、七年來，他的問題我最明白。

雖然這些年來，經常勸他，PSA 高些，並不等於攝護腺癌，只要每三個月追蹤即可，整天想著癌症陰影，像無頭蒼蠅、熱鍋螞蟻，整天嚇自己。如果有癌症，這六、七年早爆發了，回想這六、七年的驚嚇，緊張不是冤枉了嗎！除了浪費寶貴光陰外，整個人的心情焦慮全付上了。我來臺中已經十年了，不知他後來如何？只能期盼他能從 PSA 的陰影中走出來。

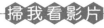

 攝護腺肥大篇
李祥生醫師──尿尿這檔事『PSA 的迷失』

【第 9 章】其他檢查

　　林先生，72 歲，多年前即有排尿不順，滴滴答答，也服用攝護腺藥物多年，但是最近因為血尿、排尿疼痛來看診。

⊕ 常見案例

林先生 李醫師你好，我最近排尿有出血現象，且尿尿時很痛，排尿更加困難，有時解到一半突然停止，但還可勉強解完啊！（林先生表情很痛苦，李醫師觸診一下，沒有尿滯留的情形。）

李醫師 林先生不用太擔心，我們做一些檢查就可以知道什麼疾病了，對症治療就沒問題了。這相同的情形之前有發生過嗎？

林先生 大約三個月前有相同的症狀出現，經其他醫師開了抗生素也就好了。

李醫師 可能你的情況比較複雜，不只攝護腺排尿不順的問題，尚需考慮有無膀胱結石、膀胱感染發炎的問題。待會檢查完後可以知道病因。

林先生 但願如此，原本已經有了排尿攝護腺的毛病，現在三不五時又來了血尿，排尿疼痛，這叫人怎麼經得起折磨。

李醫師 是啊，老年人就是二便問題，二便通暢身無疾病，要注意自己大小便問題。遂開出了驗尿單、細菌培養、膀胱超音波、腎臟超音波。

　　林先生接受了基本評估流程。首先病患自己利用「國際攝護腺症狀評分表（IPSS）」主觀性評估症狀的嚴重度，自己列出的症狀分類及對生活品質影響程度，再加上醫師客觀性的**尿流速檢查、肛門指診、超音波殘尿**及**攝護腺體積測量，便能得知患者概況**。至於是否有進階版的檢查項目呢？根據攝護腺造成的併發症或患者所表達的症狀，為判斷評估是否有其他的病症的可能，我

們會再選擇其他適當的檢查。

例如林先生，李醫師初步認為有膀胱結石、膀胱感染及可能尚有腎臟結石、腎水腫，於是做尿液檢查、細菌培養、超音波膀胱及腎臟掃描。開檢查單不是難事，難在什麼症狀須要做、什麼時間點該做進一步的檢查，才既不浪費醫療資源，也不延誤病人診治。若要了解和攝護腺有關的併發症及共病的存在，這在前面的章節中攝護腺的自然發生史就可以得知結果（詳見第48頁）。

當攝護腺增生肥大、尿道阻力增加、膀胱逼尿肌肥厚，最後彈性疲乏，殘尿增加，無法排空，結石、感染於焉生成。更嚴重者，大量尿液滯留，形成急慢性尿滯留，腎臟流向下方的尿液受阻力，導致壓力上升，接著腎水腫，輸尿管水腫產生，腎功能也就變差了，所以其他的檢查項目就依病人症狀而定了。

尿液檢查	細菌培養	膀胱超音波
有出血、小便疼痛，有感染的可能時（經常列為常規檢查，無論症狀有無）。	有感染的可能時，醫生會要求收集尿液做細菌的培養。	懷疑殘尿增加、膀胱結石（血尿、排尿突然中斷）。

腎臟超音波	腎臟功能	腹部 X 光
懷疑腎水腫、腎結石、血尿（懷疑惡性腫瘤）。	懷疑長期腎水腫，腎臟功能降低。	懷疑腎結石、膀胱結石。

以上檢查項目也並不是全部一次安排，端視病人的臨床表現進行增減。如本例林先生，症狀出血、感染，有攝護腺肥大的慢性問題，使人聯想為長期殘尿結石所造成，所以只需尿液、細菌培養及超音波去證實殘尿量和結石及是否感染。

如果查出大量殘尿，再安排腎臟超音波檢查腎水腫有無存在。另外如果患者呈現單純血尿，無結石、無感染，還要考慮是否惡性腫瘤，電腦斷層、膀胱鏡、尿液細胞檢查也必須實施。

這位林先生最後查出是攝護腺肥大、膀胱收縮力不足，殘尿增加，且膀胱結石已生成，並合併細菌感染。知道原因後，先治感染，再將結石碎出，並刮除攝護腺肥大的部分（圖 20，詳見第 54 頁）。這裡不要誤會，膀胱結石不一定要接受攝護腺刮除術，首先必須查清結石是否是攝護腺增生肥大後的結果，情況因人而異。攝護腺手術治療的時機，將於 Part3 治療篇第 4 章討論。

(1) 有必要做較侵入性的尿路動力檢查嗎？

🏷️ 案例

曾先生，71 歲，已十幾年的糖尿病史，腎功能減低，視網膜也有些障礙。最近因為排尿困難、滴涓不下，上完廁所總意猶未盡，覺得還沒排乾淨小便。

曾先生 李醫師你好，我的尿尿很慢，量少、頻尿，為何已經在吃攝護腺的藥，還是每況愈下？還是動手術好了，一次解決。

李醫師 不是攝護腺肥大的病人都必須手術刮除，也不是手術就可一定解決排尿問題。必須詳細評估，才能對症治療，才能給你最合適的治療。

曾先生 可是我有好幾個朋友，都說開刀完後，排尿就順多了。沒關係，你朝開刀的方向去評估，我配合去做評估，手術前我還必須接受什麼檢查嗎？

李醫師 評估有幾項，不是一種，待全部諮詢評估匯整後，我們再商量手術的利弊得失！

曾先生 那我有糖尿病開刀會有風險嗎？

李醫師 你問到核心問題了。糖尿病除了增加手術風險外，也有可能是引起排尿障礙的主要原因，並非只有攝護腺單一因素。

基本排尿機制是當尿液存留在膀胱一定量時，經由神經的調控、膀胱收縮加壓將尿液逼出膀胱出口；經由尿道排出，這時排尿的開關要打開（外括約肌），才能順利將尿排出。當神經出了問題時，這個簡單的排尿動作就變得複雜了，要不膀胱肌肉收縮不好，要不膀胱失去彈性，延展性變差了、容量減少，要不外括約肌不打開。

神經的問題包括很多種 | 腦中風、腦退化、巴金森氏症、糖尿病、脊髓外傷、手術傷到周邊神經等等，都是可能的致病因素。

如果是神經性因素的排尿障礙，再加上攝護腺增生肥大，治療上無疑雪上加霜，所有致病因子全混在一起，單單處理攝護腺的問題常得不到預期效果。

當致病因混合在一起，臨床上患者常有排尿困難，尿不出、尿速慢等症狀，其症狀和單純攝護腺增生肥大造成的臨床表現一樣。如何去鑑別所有致病因子的輕重就很重要了，譬如：膀胱收縮力不良的成分較多，單單把攝護腺刮除並不能達到手術後預期效果。

簡單地說，正常排尿是膀胱收縮良好，攝護腺無阻塞狀態；排尿不好，如果原因大部分在**膀胱收縮力不好或排尿時開關（括約肌）開不全**，只針對攝護腺阻塞原因處理，**尚不足解決問題，仍須處理主要致病原因**。明白排尿障礙最主要的致病原因，在未來治療上的選擇很重要，至於如何找出最主要致病原因呢？請繼續往下閱讀。

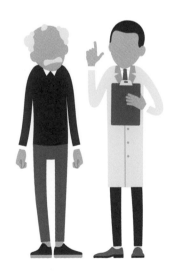

(2) 膀胱壓力流速檢查

為了區別尿流速變慢的原因是膀胱無力或是膀胱出口阻力增加（攝護腺肥大增生），可以使用膀胱壓力流速檢查。尤其在決定是否手術刮除攝護腺之前，可以先進行檢查。

排尿時如果膀胱壓力低、尿流速也低，表示膀胱收縮力不足，預期手術效果不彰；但如果膀胱壓力高、尿流速低，表示膀胱出口攝護腺的部分阻力增加，導致尿流速低，手術刮除攝護腺應有幫助。

利用此種檢查主要是判定膀胱逼尿肌收縮的能力強度，及是否存在膀胱出口的阻力，利用算數公式可以數字化出膀胱出口阻塞指標。醫師看了指標數值可知道排尿不順、虛弱是膀胱無力原因多，還是出口阻塞的原因（攝護腺肥大）居多，可以預估治療的成果。

例如：膀胱收縮力存在且強大，但排尿速度很慢，只要去除阻塞問題，排尿流暢度應該會大幅改善。但這樣的檢查並非100%準確，而且因為檢查具侵入性（放置導管），並非必然的檢查，只有在不知原因下排尿細弱症狀的病人，或是手術前的預測成效評估，才考慮做膀胱壓力流速檢查。

臨床上在某些案例要考慮膀胱無力的情形，像是年邁虛弱、行動不便、糖尿病、心臟病、曾經中風的病患、腦退化的病患（巴金森氏症、阿茲海默症），長期尿滯留，或是脊髓創傷。這類患者在手術前可以檢查評估，預知手術後效果。

(3) 膀胱動力學檢查需要做嗎？

廣義的膀胱尿動力檢查包括前述尿流速測定、殘尿計算和膀胱壓力流速檢查。然而這裡所論的膀胱動力學檢查是整個膀胱貯

尿期中壓力變化、排尿時逼尿肌和括約肌的協調，完全模擬膀胱由儲尿期到排尿時的整個變化。

膀胱動力學檢查第一項步驟是放一細導管，由導管慢慢灌入水或二氧化碳，模擬正常生理下尿液逐漸貯留於膀胱的狀況，同時由時間軸測量膀胱的內壓，分辨出膀胱的延展性、最大貯尿量及排尿收縮的壓力。

由以上數值可以判斷膀胱的功能，例如是否為敏感性膀胱、容量是否變小等。另外在排尿的當下，可以測量有無膀胱收縮力及強弱外，亦可利用肌電圖看括約肌的變化，是否有配合的打開排尿開關。除了數字與圖形，更可以利用 X 光，直接目視膀胱收縮排尿的整個過程。膀胱尿動力檢查可以得到許多資訊，缺點是對人體是侵入性又耗時。

由於排尿障礙不單只是攝護腺的問題，只要是神經的問題，或是膀胱過動疾病（頻尿、急尿、夜尿）和膀胱肌肉問題，均可能造成排尿障礙。醫師可依照病患病史及其他神經學障礙的表現，來判斷有否有神經性或其他影響排尿的原因。

臨床上，多方因素或多原因性疾病所致的複雜性排尿障礙，常利用膀胱尿動力檢查得到進一步資訊。所以**單純攝護腺問題而無其他神經方面問題，並不需要做膀胱動力學檢查**。

(4) 排尿日誌需要做嗎？

排尿日誌所記重點是記錄一天 24 小時，由清晨到第二天清晨，記錄每一次小便的時間點及量，及哪一次有漏尿的情形。由**日誌可以知道有否頻尿、夜尿及急尿的情形及其嚴重的程度**。當然如果只是攝護腺肥大引起的阻塞症狀，直接做尿流速及殘尿檢

查就足夠了。如果有**合併膀胱過動症以及神經方面引起的排尿障礙，才需要排尿日誌，且排尿日誌最好連記三天**，所得結果比較客觀及平均。

排尿日誌對於夜尿的診斷非常有幫助，可以知道一晚起床排尿幾次，每次量多寡、一夜總排尿量，或一天總排尿量，可以算出夜間尿排出的量佔一天總量的百分比。這些資訊可客觀計算出各種數值，以利於夜尿診斷及原因的評估（表 6）。

（表 6）排尿日誌				
姓名				
日期				
時間	**喝水量**	**尿量**	**急尿感**	**漏尿**
就寢時間				
總計				

114

(5) 膀胱內視鏡（膀胱鏡）檢查需要做嗎？

使用膀胱內視鏡前，會將尿道局部浸潤麻醉，並塗抹灌入潤滑劑，幫助前端附有鏡頭的細管沿著尿道開口深入尿道內，最終進入膀胱。**膀胱鏡可以直接看到尿道、攝護腺尿道及膀胱內部。**因為能清楚的觀察整個尿道、攝護腺肥大壓迫的程度及膀胱內部疾病，舉凡尿道、攝護腺及膀胱的病灶都能一目了然（圖 30）。

但缺點是患者想到一個金屬的細管直接由尿道口插入，容易心生恐懼、退避三舍。患者時常會考慮再三。在做完膀胱內視鏡後，患者排尿會有麻辣不適的感覺，甚至血尿一小段時期，尤其男性患者，尿道比較長，所遭受的不適感會比女性大。

所以醫師會將膀胱內視鏡檢查放在非必要的檢查項目，除非有其他的問題出現，比如：不明原因的血尿、懷疑有癌症的可能、過去有骨盆創傷或有尿道發炎的過去病史；或之前有做過攝護腺刮除手術，這次排尿障礙懷疑是否再增生或術後結疤攣縮導致尿道狹窄，反形成膀胱出口阻塞，或者懷疑有下泌尿道結石時（**膀胱、攝護腺尿道、尿道**），才會進行檢查。

圖 30 ｜膀胱鏡檢查

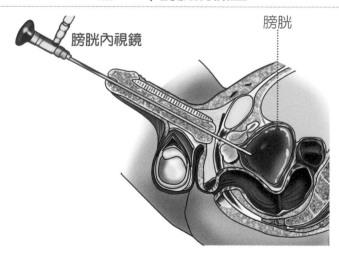

膀胱內視鏡　　　　　　　　　　　　膀胱

在臨床上常見到膀胱結石，排尿時順著尿液滑到出口，就像瓶塞一樣阻住膀胱出口，使患者突然間排尿中斷。也常見到結石卡在攝護腺尿道造成阻塞。這些利用膀胱內視鏡就可以馬上知道病因。另外也可評估膀胱的健康狀況，當長期被攝護腺壓迫阻塞的膀胱，膀胱本身也會小樑化或形成憩室，可得知膀胱功能的好壞。

如果沒有以上的懷疑或共存的病灶，一般單純攝護腺增生肥大並不需要膀胱內視鏡的檢查。目前雖有軟式膀胱鏡檢查，甚至管徑也比以前細，但仍有不適感、血尿或感染的可能。做完膀胱鏡的患者，醫生常會交代多喝水，改善血尿或感染的機會，有些醫生也會開立抗生素以防細菌感染。

膀胱鏡檢查大都經過局部浸潤尿道麻醉後，硬式或軟式膀胱鏡由尿道進入到攝護腺及膀胱，做一肉眼直視的檢查。單純攝護腺肥大的檢查並不建議常規性實施。因為是種比較侵害性的檢查且檢查結果並不一定有太大的幫助。除了以下情形：

① 原因不明血尿

② 有尿道狹窄的可能（以往有尿道發炎或外傷病史）

③ 膀胱癌的可能

④ 之前有接受過攝護腺手術

⑤ 懷疑有膀胱或尿道結石

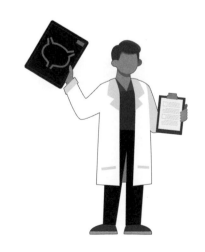

(6) 上泌尿道（腎臟、輸尿管）攝影檢查有必要嗎？

泌尿道攝影（經靜脈腎臟顯影劑，超音波或電腦斷層）檢查，在攝護腺的評估中並不建議常規使用，但有下列情況下要做：

① **原因不明血尿，懷疑腎臟、輸尿管的病灶**（結石、癌症）

② **泌尿道感染，懷疑有先天異常、腎水腫、輸尿管水腫、反覆性感染**

③ **過去有結石病史**

④ **過去有接受泌尿系統手術**

⑤ **腎臟功能不全**

上泌尿道攝影檢查和攝護腺疾病本身並沒有直接關聯，如果懷疑上泌尿道有先天異常、癌症、結石等病灶，亦或是因為長期嚴重的攝護腺增生肥大，造成尿滯留，懷疑一連串的骨牌效應間接導致腎水腫、輸尿管水腫、腎功能變差，此時就該評估上泌尿道。評估項目包括經靜脈腎臟顯影、超音波、電腦斷層等。**如果沒有上述的懷疑，上泌尿道攝影檢查並非一定要實施。**

總之本章節提到的檢查，如尿路動力學檢查、膀胱鏡檢查、尿路攝影檢查等，對單純攝護腺肥大者，並不是必須一定要接受的常規檢查。除非發生攝護腺肥大、排尿障礙引起的併發症，或有原本存在的共病（神經性的疾病、尿路結石、感染、懷疑泌尿系統癌症、不明原因血尿等），以及攝護腺手術前的評估，才考慮進一步的評估。

PART3
治療篇

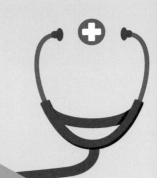

　　治療因為攝護腺增生肥大帶來的排尿障礙，有許多的處理方法。原則上比較輕微的症狀將採用保守性治療，包括生活型態、飲水的調適，及採用藥物的治療。較嚴重的症狀或是已產生併發症的患者，就會偏向採用具侵入性的治療、手術治療或某些特殊的處置。

　　諸多治療的選項中，沒有優劣的比較，只有順序及適合不適合的考量。本篇將介紹各種治療方式的原理及副作用，並一併說明市面上一些廣泛使用的草藥類的治療原理及目前科學驗證。

　　手術刮除治療並不是最優先的選擇，而是臨床上症狀比較嚴重，即將出現或者已經出現併發症時，必須考慮積極手術治療。本篇中會介紹哪些情況下要採手術治療，包括手術的原理、併發症，及目前手術方法的最新進展。在某些身體屬弱、手術風險高的患者，醫生會選擇哪一些較低侵入性的方式，以代替手術。

　　攝護腺本身也會有發炎的疾病，同樣造成患者精神上、生活上莫大的困擾，在本篇中也為讀者解析急慢性攝護驗發炎的症狀及治療。

【第 1 章】飲水及排尿的控制

✛ 常見案例

一位 60 多歲的王先生，公務員，經由朋友介紹來到泌尿科門診。

王先生 大夫您好，我因為朋友介紹來到泌尿科，最主要是周遭的許多朋友同事有排尿的問題，有些人把攝護腺刮除了，也有一些人早就在服用藥物治療，我自己排尿當然比不上年輕的時候，排尿時間稍長，但我自己也還不覺得有什麼大礙，工作上也無困擾。我只想問什麼時間須要開始治療，是不是有預防性的治療，先吃個什麼藥，防止惡化？

李醫師 王先生，攝護腺肥大增生的治療是多樣性的，從等待、觀察、藥物方面的治療、手術的治療，甚至包括一些民俗草藥的治療都有，要依你的症狀嚴重度，生活品質上的影響來決定。甚至要依你的意願，及醫生的建議，來做最後決定，並不是刻板一成不變的。當然某些嚴重併發症出現時，就必須做些侵入性，具有風險性的治療，如手術。

王先生 等待、觀察是不吃藥，不手術，不做任何處置嗎？那攝護腺增生會自己好起來嗎？萬一嚴重了是否延誤了治療時機呢？

李醫師 是的，等待、觀察是不吃藥，不手術的。當然這是限於症狀輕微，對日常生活沒有不便的族群，攝護腺增生是隨年齡繼續變大的，排尿症狀也會隨年齡加重的，但是要澄清一點是等待、觀察並非放任不管，還是有配套措施的，當疾病有惡化時，下一步驟的治療就要啟動。

王先生 什麼配套措施呢？

在門診時，常碰到一些男性長者，只有輕微的症狀，或是擔心懷疑自己有了攝護腺疾病，或是聽到同年齡層的朋友排尿障礙或治療經驗，就來門診詢問。其實這不要太過緊張，因為**攝護腺**

120

増生是每一個人都會發生，但是並不一定每一個人都須治療（積極），需要開始介入治療的時間點也不同，有人甚至一輩子也不需藥物治療。治療的選擇是依每個人狀況而定，量身訂做的，俗稱客製化。臨床上雖有治療準則，那是個大綱、方向，每個人採用的方式還是不同的。

其中一種方式是：當排尿症狀不是太明顯，對生活上不造成太大影響，預期短期內不會有併發症出現，可以暫時採用等待、觀察的方式，配合一些飲水的方式及排尿習慣的調整，儘量減低排尿障礙的症狀、降低擾人的窘境。這些配套措施，也稱生活型態調整及行為治療，說穿了就是飲水排尿習慣的改變，包括一些排尿訓練，以下詳述：

(1) 飲水習慣的改變

A. 每天攝取 1500 ～ 2000 毫升的水分

每天攝取 1500 ～ 2000 毫升（cc）的水分，並依個人體重、活動力，以及當地氣候而增減。但不要攝取過多的水分，增加排尿不適的機會。也不要因為排尿有些困擾，就減低攝取水分量，期能減少排尿次數。即使有排尿困擾，還是要正常適當的飲水，維持身體新陳代謝。喝水總量宜平均分佈，但有夜尿情形的患者，晚餐後就不宜攝取太多的水分。

B. 外出就近無廁所，則限制飲水量

出門旅遊，或在公共場所，預期不易找到廁所方便排尿的場所，之前就要限制飲水量，減少排尿次數，減少排尿的症狀，避免找不到廁所的窘狀。這並不是說明為了減輕症狀就絕對限制飲水量，減少排尿。而是在出門坐車、逛街、訪友的那一段時間內減少飲水量。

C. 如果有夜尿的症狀，在睡前 2 小時要少飲水

夜尿嚴重者，晚餐後就要限水了。尤其在晚餐後有泡茶飲茶習慣的長者，就必須改變習慣，減少水分過多攝取，避免夜尿。

D. 避免或減少咖啡因及酒精的飲料

茶、咖啡、含酒精飲料會有利尿作用及刺激膀胱，增加尿量，引起頻尿、急尿、夜尿等症狀。咖啡每天只喝 1 杯，不要過多，飲酒可以在飯後偶爾小酌，不可酗酒，不可乾杯式牛飲，尤其睡前不可飲酒、咖啡、茶。有排尿障礙嚴重者，則應避免咖啡和含酒精飲料。

E. 服用降血壓藥物中，避免利尿劑的選擇

使用利尿劑會增加排尿次數及總量，增加排尿障礙的症狀，儘可能避免。常見利尿劑併降血壓藥物有 Furosemide（Lasix），Hydrochlorthiazide 等。

F. 勿減少飲水量

千萬不要因為排尿的困擾而不喝水或是減少飲水量。常常有些人認為「既然排尿不順又有急尿、頻尿的問題，那儘量少喝水，減少排尿的次數及需求，就可避免這樣的困擾？」這種想法是不對的。**每個人的基本代謝都需要水分，身體缺水時，新陳代謝會出問題**。如同第一點，每天喝水適量就好，也不宜太多。

(2) 排尿習慣的調整及排尿訓練

這些生活型態調整及行為治療，可以在排尿症狀輕微的族群中單獨採取，但在嚴重攝護腺增生肥大，排尿症狀嚴重或是已經有後續併發症時，如尿滯留、結石、感染、腎水腫的病人，必須積極治療處置，不宜只單獨觀察或行為治療。

當有排尿不乾淨、意猶未盡時	可以重覆排尿，即排尿後，數分鐘後再次上廁所排尿，將膀胱儘量排空，減少餘尿。
如果排尿最後有滴滴答答，無法完全控制住	可以在排尿後，從會陰部向尿道處按摩壓迫，將殘餘在尿道的尿擠壓出來，避免浸到滴到褲子，增進個人衛生及減少尿騷味（圖31）。注意在擠壓時可以配合收縮骨盆底肌肉（縮肛的動作）。有些人解完後用抖動陰莖方式甩出殘留於尿道內尿液，常濺出小便池灑落滿地，不如上述方式好。
有急尿、頻尿的症狀	可以試著分散注意力（將心思放在其他的事情，不要專注擔憂排尿的症狀），甚至可以擠壓會陰、骨盆底肌肉、深呼吸來減少急尿的症狀。
可以刻意訓練膀胱	當強烈尿意感來時，可以儘可能的壓抑住，從維持1分鐘、5分鐘到10分鐘慢慢訓練。訓練場合最好在廁所附近，可以在忍不住時方便如廁，如在家中。
改善便秘	因為有宿便可能引起頻尿或影響尿液排空，或用力排便時，腹壓增加，骨盆腔內壓力提升，加重已經肥大攝護腺更充血腫脹。

當然在使用其他治療方式時也可以一起合併採用生活飲水排尿習慣調整，可以達到治療最佳化。這些行為調適及生活型態改變及排尿訓練的治療是所有下泌尿道症狀治療的基石，也就是第一線的治療。在下泌尿症狀不明顯或是輕微的族群中，採用飲水及生活型態改變治療的觀察期中，務必要定期去泌尿科追蹤及效果評估。

圖 31 ｜壓迫會陰部可排淨尿液

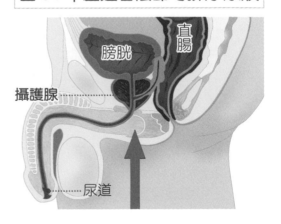

直腸

膀胱

攝護腺

尿道

【第2章】攝護腺增生肥大何時介入治療？

⊕ 常見案例

　　在和醫學生五年級上小組討論課時，討論關於攝護腺肥大造成阻塞時，要如何治療？上述王先生的問題（第120頁），什麼時候開始治療？除了生活習慣、飲水習慣改變之外，醫療上何時開始？從以下的討論來回答。從邏輯思考方面著手一步步抽絲剝繭直到得到最佳最合理的治療。茲將討論的重點節錄下來。

李醫師 關於攝護腺增生肥大，先和各位複習一下，因為增生肥大的結果壓迫阻塞了膀胱排尿的出口，因此而衍生的一連串下泌尿症狀及併發症，各位同學想一想，要如何去治療這些症狀，當然攝護腺本身的肥大增生是否要減緩或去除也是重點。

　　攝護腺的增生在中年男性就慢慢開始了，目前了解攝護腺受男性賀爾蒙（睪固酮、生長激素等）的刺激而增生，當攝護腺增生向尿道壓迫時，引起膀胱出口的阻力增加，這時排尿就變慢變細，滴滴答答，有時排尿要等一會才能解出，甚至要使力出力才能解出，排尿樣態成分段的模式，甚且排不乾淨。膀胱也會因為肥大阻塞的攝護腺變得不穩定，表現出頻尿、急尿、夜尿出現。這就是攝護腺增生肥大所導致的排尿阻塞及刺激型的症狀。

　　根據以上簡單的描述，各位討論下述議題：

① 攝護腺肥大增生從中年就開始了，在什麼時間點要介入治療（藥物、手術等）？還是不理會它，只要能解尿就好？對日常生活產生困擾時才開始治療？根據是什麼？

② 如何治療？外科手術？內科藥物？

③　有無預防性治療？減緩或終止增生速度？

④　治療上用藥的學理根據？

(1) 實習醫學生的見解

學生甲 我覺得愈早治療愈好，當一有排尿障礙時就要開始。因為我的阿公是農夫，體力很好，當年紀大時排尿有些不順，阿公並不以為有什麼大礙，繼續工作，直到一天排尿不出來，送急診插入尿管。並同時發現兩側腎臟已積水，差一點要洗腎。但從此以後就一直放置尿管，雖試著拔除尿管，但都失敗。我父親告訴我們子女說：阿公如果早幾年去泌尿科治療，就不會有這般結果，所以我認為一有排尿不順的症狀，哪怕是輕微的都必須就診，並開始治療。

學生乙 學生甲的阿公或許是個案，完全放任不管就會變得如此，但並不能推論出愈早治療愈好。因為中年人或許小便慢一點，小便次數多一些，對生活工作尚未造成不便，並不需要立即的醫學上介入。相反地當排尿的症狀造成個人不便或生活上困擾時，再由醫學上的介入治療，這不但減少社會國家的醫療成本，且對病人也會得到適當適時的治療。

學生丙 學生乙理論言之成理，但有一個問題，每一個人對排尿障礙的感受不同，有些人症狀輕微但就覺得事態嚴重，必須就醫，有的人雖已嚴重了，但也不以為意，如學生甲的阿公，所以由主觀自覺症狀來判斷是否該治療了，並不是一個好方法。應該提升全民健康知識的水平，或是在40歲成人健康體檢時，加入泌尿科的專業醫師檢查，客觀地評估是否要醫學上介入治療，起碼也應該定期追蹤檢查。

李醫師 的確什麼時間點要開始介入治療是一個很重要的問題，這牽涉到醫學科學的大量研究，更需要病人的認知，所以醫學知識的普遍提升及衛生教育的普及才能避免疾病到了後期才求診，延誤治療黃金時間。但也不能機關槍亂打鳥，單純以年齡來區分，上了某個年齡就必須開始治療，因為每個人體質不同，發病時間早晚不同，一概提早治療，就會浪費社會資源成本，病人也要開始承擔治療副作用，且治療效果也不見得達到預期。

(2) 專科醫師的正解

　　所以可以有折衷的辦法，在國內男性40歲以上有成人健康體檢，可以將泌尿科納入項目，由專業先評估是否有排尿症狀，利用前面章節敘述的自我評估表，客觀性的肛門指診，尿流速來判斷是否要治療。一般說來沒有固定的標準，必須依個人情況製訂的，比如流速雖稍微減慢，但**自我評估的國際攝護腺排尿症狀分數很高**（症狀較嚴重），**且患者生活受影響很大，可以早點介入治療**。通常醫生會認為最快尿流速在15ml/秒以上為正常，以下表示有阻塞了，自我評估分數在7分以下或等於7分也屬症狀輕微。在症狀輕微的病患，別忘了我們第一線的建議生活型態及飲水排尿習慣的改變（前述），藉以改善症狀，當然定期追蹤一定要確實。（我個人是以最大尿流速小於15ml/秒，症狀分數超過7分會開始給予藥物治療。）

　　重點整理：攝護腺增生肥大造成的排尿障礙，何時開始介入治療（表7）？由於是和醫學院學生討論，學生們準備了許多文獻資料，討論內容頗多專業術語，及大量臨床研究，牽涉很深入專業問題，甚至包括社會經濟學，國家健保政策等，茲將重點以口語簡化，整理如下：

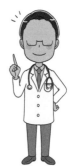

當症狀輕微無併發症時	且不影響生活品質時，可以觀察等待，從生活型態、飲水習慣的改變、排尿訓練來自我調整，並定期追蹤成效。
當症狀明顯無併發症時	生活品質有受到影響時，除了從生活型態、飲水習慣的改變，要再使用藥物治療，甚至手術侵入性治療，由醫師來判斷。
當已出現了併發症	如膀胱結石、憩室、反覆感染、血尿、腎水腫時，必須更積極採取治療措施，當患者身體能承受手術時，比較偏向手術治療。

有些人無病識感 →	尤其鄉下偏遠地區務農打工的人，耐受力較強，有症狀也不以為意，常常延誤就醫，所以要提升醫學教育的知識，現在健保局有 40 歲以上的成人免費健檢，可以納入泌尿科排尿的評估。
症狀的明顯與否 →	可以參考前面章節所談的自我主觀的攝護腺症狀評估分數和客觀上的一些檢查（流速、肛門指診、超音波等等），及對生活工作的影響嚴重度來做評價。

　　關於攝護腺增生肥大引起排尿障礙的診斷治療流程，世界各地的泌尿科或家醫科醫學會都訂有自己一套的醫療指引或共識，我們臺灣泌尿科醫學會也有自己的治療指引。世界各地的指引，其實大同小異，差異不大，依症狀輕微無併發症到明顯症狀合併併發症，治療的方式是由觀察（生活型態調整行為方式治療）；改變為藥物治療；進階提升為手術治療；甚至是併發症的處置。至於王先生問的有無預防性治療、防止症狀加重，在下章討論藥物時再說明。

（表 7）治療處理攝護腺增生肥大的準則

患者症狀及併發症	處理方式
症狀輕微，無併發症	等待觀察＋生活型態行為治療＋定期追蹤
症狀明顯，無併發症，日常生活品質受到影響	生活型態行為治療＋藥物治療 ± 手術治療
出現併發症※：尿滯留、腎水腫、膀胱結石、感染、血尿	針對併發症處理＋攝護腺增生肥大藥物或手術治療

※ 症狀輕微指標：國際攝護腺排尿症狀分數小於等於（ ≦)7 分。
　　　　　　　　最大尿流速 15 ～ 20cc/ 秒。

※ 併發症：尿滯留、膀胱結石、泌尿系統感染、血尿、腎水腫、腎功能不全。

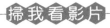
掃我看影片

Ep7.
攝護腺肥大篇
別害怕！什麼情狀下需要治療攝護腺肥大

【第3章】藥物治療

(1) α-阻斷劑（怎麼給了降血壓的藥？）

🏷️ **案例**

　　某天門診，邱先生面色不太好看，坐下來後說：李醫師，上週你開給我的藥是治療攝護腺肥大的藥嗎？為何藥袋上寫的是降血壓藥，害我吃了全身無力、疲倦，有時站起來突然頭昏，差點站不穩倒下來，藥我也不敢吃了。李醫師你是不是開錯藥啦！（只差沒指著鼻子罵）

　　我有些緊張，因為近年醫療糾紛爭議案件逐年增加，我小心翼翼看著他的病例，很怕真的有誤開錯藥，結果邱先生是攝護腺肥大，排尿流速變緩，我開了α-阻斷劑給他，可能上次門診沒有清楚衛教導致的誤會。

　　我心平氣和，慢條斯理，語帶溫和地向他說，這問題有兩個層面的問題，第一使用這種藥對攝護腺的作用為何？以及服用這種藥的副作用為何？我先保證他並沒有拿錯藥、沒吃錯藥，緩和一下場面。

　　以下就是我的說明：攝護腺肥大增生，除了壓迫了尿道的物理特性外，還有一種動態的張力性的壓力阻塞，因為攝護腺上有許多平滑肌存在，這些平滑肌上有許多 α 腎上腺素接受器，專門吸引接收腎上腺素，腎上腺素作用在平滑肌上，使平滑肌收縮緊張（圖 32），如同拉扯橡皮圈，拉得越長緊張度越大，當整個攝護腺區尿道被肌肉收縮拉扯得很緊時，整個攝護腺尿道內的壓力增加，阻力增加，因此必須將攝護腺平滑肌鬆弛減少緊張的壓力，才能緩解一部分排尿的阻力，所以使用這些 α 腎上腺阻斷劑就可以達到功效。

　　α 腎上腺素的作用不只是在攝護腺上，在心血管上也有很大作用，同樣地可以使血管平滑肌收縮，增加血管內壓力，也就是會讓血壓升高，α-阻斷劑會鬆弛血管上肌肉，擴張血管，使血壓下降。說白了這類 α-阻斷劑最早是用來治高血壓的，之後才發現對男性攝護腺排尿障礙也有效果。逐漸運用到治療攝護腺問題，反而比較少使用降血壓的治療。但是在藥典上，甚至藥袋說明上有時還是打上主治高血壓，這就容易產生誤會。

圖 32 ｜膀胱出口及攝護腺尿道存在大量 a 腎上腺素接受器，形同一層層出口管制哨，影響尿流量流速

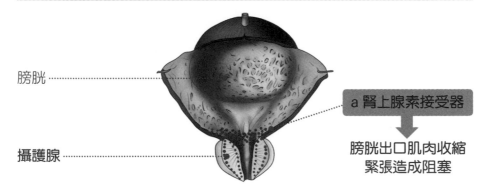

膀胱

攝護腺

a 腎上腺素接受器

膀胱出口肌肉收縮
緊張造成阻塞

　　所以使用此類藥物，會有血壓下降的情形，尤其姿態性低血壓，突然由蹲或臥站起來，由於 α-阻斷劑作用，交感神經的腎上腺素來不及反應，血壓驟降，腦部缺血，就會眼睛變盲、頭昏，甚至昏倒，尤其老年人比較多發生。這就是藥物藥理作用的原因。α-阻斷劑還有的副作用，包括頭暈、疲倦、鼻充血、虛弱、四肢水腫等，發生率在 3%～ 6%。

　　α-阻斷劑會作用在全身分布有 α 腎上腺素接受器的器官和組織，產生預想不到的反應，尤其血管的放鬆形成的降低血壓作用。臨床上我們使用一種藥物治療某病，只希望藥物只作用在目標器官或組織，對其他身體部位不發生作用，這叫藥物的專一性。

事實上醫療使用上也有發明對攝護腺相對專一性的藥物，對血壓的影響就比較少，這些專一性高的攝護腺藥物，雖對全身的作用變小，但反造成射精障礙、逆行性射精或無精液的射精，平均占6～22％的使用患者。這些較專一性的藥物，我們稱之為 α1A 阻斷劑，主要發揮的作用在攝護腺及膀胱頸部，仍屬於 α - 阻斷劑家族。

這一大類 α - 阻斷劑的效果大約服用一星期就有感覺，市面上有各種不同藥廠的 α - 阻斷劑，均對尿流速、排尿障礙、生活品質有相當的改善。最大尿流速會增加20～25％，國際攝護腺症狀評分可以改善35～40％（平均減少4～6分）。

說得更明白簡單些，利用 α - 阻斷劑藥物，可以將攝護腺的尿道內壓力減低，使排尿的阻力減少，排尿更順暢。實際上這是泌尿科醫師最常使用的藥物，也可以說是第一線用藥。由於攝護腺是一直在不斷增生肥大的，肥大及阻力的問題持續存在或加重，這些藥物就必須經年累月的服用。病患一聽到要長期服用，第一句話常常會問會不會有副作用，會不會傷肝、傷腎？

對於這類藥的副作用，上述已說明，以下再舉幾個案例。

🏷 案例一

趙先生，68 歲，上星期第一次求診，主要問題是排尿不順暢，和攝護腺有關，就開了 α - 阻斷劑，一星期後再來門診時，我問他吃藥後排尿有無進步？趙先生完全不談排尿的狀況，直接說明吃藥後整天昏昏沉沉，全身無力，啥事都不想做，有時量血壓高的血壓（收縮壓）才 90mmHg 左右。所以自動停藥，不敢再吃。這就是藥物的副作用，雖然發生比率不高，遇到時還著實令人困擾。趙先生的情形，只好換藥或改為另一大類的藥物使用（縮小攝護腺）。

還有一種副作用發生時非常危險，就是姿態性低血壓。先看以下案例二。

案例二

某天看診時，有位老先生，由家屬攙扶慢慢走進來，顯得非常虛弱。老先生看來很面熟，應該是不久前才看診過的病人。不等老先生開口說話，家屬說：「父親這一個月來退化非常快，身體虛弱速度直線下降，尤其這兩週內半夜在廁所跌倒兩次，所幸有家屬在旁，發現得早，否則不敢想像後果⋯。」講到這裡我大概心裡有數了，再調出病歷看，老先生姓張，年齡 88 歲，一直以來排尿雖慢，但張老先生主觀上認為是年紀大老化，是正常現象。不以為意，也就沒有積極去求醫。一個月前因小便排不出來，腹脹嚴重，痛苦萬分，送到急診，放置了導尿管，導出 600 毫升多（正常 400 毫升）尿液，第二天隨即到門診找我。老先生非常在意尿管這件事，執意要拔掉。理論上才剛發生急性尿滯留，馬上拔除導尿管再發生急性尿滯留的機會非常高。

好說歹說，折騰大半天，終於勉強同意繼續放著。五天後拔除導尿管後，解尿終於可以慢慢解出，不用再放導尿管。我開了攝護腺肥大用藥 α-阻斷劑一個月；並約下個月回診，一家人包括老先生很滿意的回家了。接下來就是上述家屬描述的事情。

由於 α-阻斷劑的使用非常的廣泛及大量，幾乎年長男性有攝護腺肥大增生造成排尿困擾的時候，都在使用這類藥，所以對其產生的副作用大家最好能預先知道並預防，尤其老年人常常因為姿態性低血壓昏倒。在這裡我們必須學到**如何預防低血壓的發生，就是起立、爬起、站立的動作要輕緩，不要突然的站起，如果發生頭昏、視覺發黑，要迅速平躺，讓腦部血流增加，這些是使用 α-阻斷劑的基本知識**，泌尿科醫師在給病患藥物前一定要有充分的解釋及衛教。

目前使用的 α-阻斷劑，更專一的針對攝護腺，對血壓的影響較小且均配置為長效型，一天口服一顆或兩顆就能達到一天的藥效，副作用比率也很低。各藥廠推出的 α-阻斷劑均經過大量的臨床試驗，臨床效果不分軒輊，且安全性高，長期服用的穩定性、安全性亦得到證實。但偶爾還是有些人會有副作用，尤其姿態性低血壓，不可不慎。

(2) 5α 還原酶抑制劑（性生活也出事了！）

A. 使攝護腺縮小才是治本之道？

聰明的你一定會思考到：既然攝護腺增生肥大造成了排尿障礙，只要把攝護腺變成年輕時大小，就可以解決問題。說白了，就是讓它變小就好了。

的確在臨床上還真有這樣的藥物，其根本的原理就是「**攝護腺既然是受到男性睪固酮的刺激而漸漸增生變大，那只要給予抵抗睪固酮的藥物就可期待它縮小。**」1990 年代，發展出兩種藥物 Finasteride（Proscar）及 Dutasteride（Avodart）可以抑制合成活性的男性睪固酮，尤其降低攝護腺內的活性睪固酮濃度。這兩種藥的效果是可以減少攝護腺體積 18 ～ 28％，增加最大尿流速 1.5 ～ 2.0cc/ 秒，減少國際攝護腺症狀評分分數 21％。但須服藥六個月後攝護腺體積的縮小才明顯化，最高尿流速及症狀的緩解要到兩個月後才逐漸進步。

其臨床症狀及排尿最高速率的效果不如 α-阻斷劑，但它可以減少未來發生尿不出而必須放導尿管的機會，和對照組比較，並可減少一半左右未來必須手術治療的機率。對於攝護腺體積大的病患（≧ 30cc）且合併有排尿障礙的情形，可以使用這類藥物。「既然可使攝護腺體積減少，是否可以從中年早期使用，預防未來老年攝護腺增生肥大的問題？」

　　這真是最聰明的想法，來達到預防的效果，但我們就必須先明白長期服用 5α 還原酶抑制劑的副作用為何？須付出的代價是否划算？這類藥物的副作用包括性慾降低（2.6％）、射精異常（1.7％）及陰莖勃起功能異常（5.1％）。在年輕時冒著這些性功能異常的風險去防止未來老年的**攝護腺增生肥大**的症狀並不划算。

　　另外也無任一實證醫學上有臨床研究報告證實有用。且長年使用，經濟上也是一種負擔（藥價昂貴），所以**目前並不建議早年「預防性的使用」**。仍有一些學者專家認為在年長者，攝護腺大於 40cc 或攝護腺特異性抗原高（1.4ng/ml），雖臨床上症狀不明顯，但預期不久將發生排尿症狀的高風險族群，可以率先用 5α 還原酶抑制劑。

　　服用 5α 還原酶抑制劑 6 個月後雖有了明顯攝護腺體積縮小，但並非就終生保固。一旦停止使用 5α 還原酶抑制劑，攝護腺的體積又會回復原本該有的大小，排尿障礙也隨之復發。

B. 縮小了攝護腺是否可以防止攝護腺癌的發生？

　　在合理的想法上，只要使用藥物可以使攝護腺內活性睪固酮的濃度降低，減少攝護腺的體積，同樣狀況下應該可以防止癌的生成。因為攝護腺癌的發生及生長和男性睪固酮也有關連性，在臨床實驗上，5α 還原酶抑制劑的確是減少了 23％ 的攝護腺癌風險，但是服用此藥的這族群病人，一旦有攝護腺癌，其癌細胞有較惡性的趨勢。至於什麼原因，目前並不清楚，所以是否能防止攝護腺癌的發生，並無明顯的證據。

　　但有一點必須特別注意，當使用 5α 還原酶抑制劑使攝護腺縮小，但同時也使攝護腺特異性抗原降低，數值大約降到一半，所以要判斷最真實的攝護腺特異性抗原數值，臨床醫師常將數值再乘以 2 倍。因為攝護腺特異性抗原是判斷攝護腺癌風險很重要

的指標。因為使用藥物單純的使攝護腺特異性抗原降低，並沒有降低攝護腺癌的風險，反容易造成誤判。

C. 與 α-阻斷劑藥物合併一起服用，既減低攝護腺阻塞壓力，又縮小攝護腺體積，雙管齊下，豈不美哉？

在門診病人中，當第一次診斷出有攝護腺增生肥大的病患，第一句話常常會問醫師：有沒有什麼方法可以防止繼續變大下去？這正是治療攝護腺增生肥大主要的目的，不但一方面要緩解目前的排尿症狀提升生活品質，一方面防止繼續的增生肥大（因為攝護腺是隨著年齡不斷地增大）。

若要達到治療症狀及中止攝護腺的增生肥大，我們**可以使用 5α 還原酶抑制劑和 α-阻斷劑兩種藥一起合併使用**，由 α-阻斷劑迅速改善症狀，再加上 5α 還原酶抑制劑將攝護腺的活性男性睪固酮降低，使攝護腺縮小。在 1990 及 2000 年代就有大量的臨床試驗證實，兩者合併使用確實有較好的症狀改善及尿流速增加，比兩者中任何一種單獨使用來得好，並且能防止或減緩疾病的進展速度，大大降低未來尿滯留解不出及要接受手術的風險。

很容易就可想到，當攝護腺大到一定程度足以壓迫尿道形成排尿阻塞時，我們可以同時減縮肥大的攝護腺來減少體積物理性壓迫，並降低攝護腺尿道的緊張度，達到最好的通暢度，這就是合併 α-阻斷劑（降低攝護腺尿道的緊張度）及 5α 還原酶抑制劑（減縮肥大的攝護腺體積）的目的。

如同房門口外有一巨石擋道，又站了衛兵駐守影響出入，處理方式就是將巨石縮小（物理上障礙），並撤出看守的衛兵（緊張度降低）。所以臨床上，當病人有排尿症狀不適時，同時又有疾病迅速進展的高風險時，就可以使用合併藥物。

什麼是疾病迅速進展的高風險？研究顯示，攝護腺體積大於40cc，攝護腺特異性抗原大於 1.5ng/ml，及國際攝護腺症狀評分表分數大於 20 分者，是屬於攝護腺排尿障礙容易快速進展惡化的族群，這類族群每年的國際攝護腺症狀評分表分數上升比率很高，也較容易變成重度排尿障礙，最後成尿滯留，或必須接受手術治療。

在臨床試驗上發現，使用合併用藥的病人中，如果當初治療時攝護腺體積愈大，治療後病患的症狀評估分數及尿流速，其進步都比較明顯。所以總結就是一旦發現有較大攝護腺（大於 30 cc）並且排尿有障礙時，合併使用兩種藥物應有較好的效果。

目前國內健保局規定能使用 5α 還原抑制酶的病人條件是攝護腺體積需大於30cc，或最大尿流速小於15cc/秒方可使用，比以前規定放寬許多，在學理學術上顯得非常合理。對病患是一大福音，對醫師也給予更大空間的治療選擇。

(3) 抗膽鹼藥物（抗毒蕈鹼藥物）：專治頻尿、尿急、尿失禁〈男女均可使用〉

🏷️ 案例

蔡先生和蔡太太一起到泌尿科門診看診，蔡先生是攝護腺肥大增生合併急尿，有時尿意感來時，來不及上廁所就尿到褲子上。蔡太太是頻尿、急尿，尚未有漏尿情形。蔡先生夫婦看完後去領藥，沒多久就又回門診，告訴我說夫婦兩人拿的藥有一種是相同的，蔡先生說我太太沒有攝護腺為何和我的藥相同？

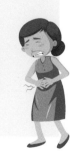

這是在門診常被問到的問題，這必須從根本說起，大家才會了解緣由：**男性攝護腺增生肥大**會造成排尿阻塞症狀及刺激症狀，刺激症狀包括頻尿、急尿、急迫性尿失禁、夜尿。

另一種疾病叫**膀胱過動症**，其症狀和上述刺激症狀相同。過去認為年長男性排尿障礙的原因在攝護腺與膀胱的問題，頻尿、急尿、容量減少全因攝護腺所引起，所以治療上專注於攝護腺。

後來發現膀胱本身也會老化、逼尿肌和神經也會退化而引起排尿的刺激症狀。**膀胱過動是男女均會，所以膀胱過動症並非全然是攝護腺的原因。**男性攝護腺排尿刺激症狀中，到底是攝護腺引起，還是原本就存在另一個膀胱過動問題？目前並不很明確，大家認為攝護腺增生肥大也是膀胱過動的一個潛在因子。

從臨床上經驗，如果只給予 α-阻斷劑或 5α 還原酶抑制劑，病患刺激症狀並不見得很有效，甚至手術刮除阻塞的攝護腺也只有緩解阻塞的情形，對刺激的症狀效果不顯著。

所以**在攝護腺肥大的病患，如果發生合併明顯刺激症狀時就會在治療攝護腺肥大藥物外，再加治療膀胱過動的藥。**

治療膀胱過動的藥就是去除膀胱的敏感，鬆弛逼尿肌，穩定膀胱，這類藥為**抗乙醯膽鹼藥物**（抗膽鹼藥物），會使膀胱收縮力減低，增加膀胱容量。這在攝護腺肥大的病患，原本膀胱排尿出口就已經阻力增加，再使用減低膀胱收縮的藥，會不會有殘尿增加的結果？甚至尿滯留？過去泌尿科醫師不太敢用此藥，也是因為上述疑慮。

後來發現攝護腺增生肥大患者使用此藥，殘尿是增加一些，但並不會有不好的臨床結果，也不會有增加尿滯留的危險。相反地，此類患者排尿刺激的症狀可以得到改善。

目前建議使用 α-阻斷劑治療攝護腺增生肥大的症狀，如果刺激症狀（頻尿、急尿、急迫性尿失禁、夜尿）依然存在，可以加上**抗乙醯膽鹼藥物**，但要注意原本膀胱功能就不好的患者，如殘

尿達 200cc 或更多，嚴重的膀胱憩室者（膀胱收縮力量不足），就不要使用此藥。此類藥物的副作用包括口乾、便秘及某些青光眼患者須注意使用。

(4) 另一大類治療膀胱過動的藥物 ——
β3 促效劑

膀胱過動就是頻尿、急尿，或者伴隨著急迫性尿失禁、夜尿。此等症狀的直接原因就是膀胱不穩定，容量減少。感覺神經過度敏感，膀胱儲存尿液時，肌肉無法完全鬆弛，且會不自主的收縮。前述**抗膽鹼藥物**就是在鬆弛膀胱肌肉，並抑制不自主的膀胱收縮，以緩解膀胱過動的症狀。

另一大類的膀胱過動藥物也是達到膀胱的肌肉鬆弛，增加容量，減少尿次數及改善急尿和急迫性尿失禁，這類藥物的作用點在膀胱內膜 Beta 3 腎上腺素接受體上，又名 **β3 促效劑**，目前藥物商品名為**貝坦利（Betmiga）（Mirabegron）**。

β3 促效劑和抗膽鹼藥物均是治療膀胱過動的藥物，兩者治療目的及效果雷同，只是作用機轉不同，殊途同歸。所以兩者可交錯使用且可併用。抗膽鹼藥物會出現的口乾、便秘，常使患者無法長期持續使用，但在 β3 促效劑則無此副作用，藥物耐受性良好。副作用中有高血壓、頭痛、鼻咽炎，但比率小於 5%。

同前述**攝護腺增生肥大**的排尿刺激症狀就是膀胱的過動症狀，在治療排尿阻塞的症狀時，如果排尿刺激症狀治療效果不好，可以添加抗膽鹼藥物或直接使用 β3 促效劑均可，但須注意**攝護腺阻塞**的嚴重程度及膀胱功能，如果殘尿達 200cc，就不要使用此二類藥物。

(5) 神奇了！治療勃起障礙的威而鋼、犀利士、樂威壯也可以改善排尿障礙的症狀

當威而鋼轟轟烈烈的問世，接著犀利士、樂威壯也相繼推出，解決了人類幾千年來一直探索追尋治療陽痿的仙丹。在藥理學上，這些藥物我們稱之**磷酸二酯酶第五型抑制劑，能在做性行為時增加陰莖海綿體內的血量，幫助勃起。**同時醫生們也發現對男性攝護腺增生肥大、排尿障礙也有改善空間。

西元 2000 年以後，許多臨床實驗都已證實對男性排尿障礙的效果。尤其犀利士五公克一天一次已成為男性下泌尿道症狀及合併有勃起功能障礙公認另一選項治療，一藥雙重治療，一石二鳥。非常的令人振奮，因為年齡大的男性很可能同時有攝護腺排尿問題及陰莖勃起問題，一種藥物可以同時治療兩種症狀。但在臺灣目前健保不給付，長期使用下來費用相當驚人。

磷酸二酯酶第五型抑制劑為何對攝護腺增生肥大的排尿問題有幫助？這就是前面章節有提到攝護腺肥大和陰莖勃起障礙的關係，兩者在疾病發生原因上似乎有共同的因子存在。學者認為這些藥物不但使陰莖海綿體及其內血管平滑肌鬆弛，也使膀胱、攝護腺平滑肌鬆弛，改善兩種功能：勃起、排尿。

這些幫助勃起功能的藥物和 α - 阻斷劑一起合用是否對排尿障礙更有效果？是的，**威而鋼、犀利士合併 α - 阻斷劑，在臨床上對排尿障礙的國際攝護腺症狀評分表指數，及最大尿流速改善都比單一 α - 阻斷劑或單一犀利士來得好，具有加成的效果。**但有一疑慮是這兩類藥都可使血管擴張，怕有突發性低血壓情形，所以臨床上使用必須小心。另外要考慮這些治療陽痿的藥是自費的，長期使用下來，經濟因素是要考慮的。磷酸二脂酶第五型抑制劑的副作用，包括面部潮紅、頭痛、胃部不適。

(6) 夜尿剋星──血管加壓素（抗利尿賀爾蒙）

年長者常常半夜起床排尿，有一部分原因是在夜晚時腦下垂體分泌的血管加壓素分泌不足，導致腎臟在夜間回收水分的效能降低，讓夜間產生的尿液增加，如果夜間的尿液總量大於全天整體量三分之一，或大於 900cc 就可以稱之為夜間多尿症（夜間尿總量增加）。

治療上可以在夜晚睡眠前，給予適量的血管加壓素，減少夜間尿液的製造。

血管加壓素的副作用是產生電解質不平衡，低血鈉症，年長者使用必須非常小心（表 8）。

（表 8）治療攝護腺增生肥大常用藥物類別

藥名	作用	副作用
α - 阻斷劑	放鬆攝護腺尿道，膀胱頸的平滑肌，減少緊張度及壓力	姿態性低血壓 全身倦怠 鼻塞
5α 還原酶抑制劑	減少攝護腺內活性睪固酮對攝護腺的刺激作用，縮減攝護腺的體積	性慾降低 射精異常 勃起障礙
抗膽鹼藥物 （抗毒蕈鹼藥物）	鬆弛膀胱逼尿肌的作用，增加膀胱容量，減少頻尿、急尿	口乾、便秘 某些青光眼禁用
β3 促效劑 （貝坦利）	鬆弛膀胱逼尿肌的作用，增加膀胱容量，減少頻尿、急尿	高血壓、頭痛 鼻咽炎
磷酸二酯酶第五型抑制劑（犀力士、威而鋼等）	鬆弛陰莖海綿體及血管的平滑肌，也鬆弛攝護腺、膀胱平滑肌，減少尿道緊張度，亦有助於陰莖勃起	面部潮紅 頭痛
血管加壓素 （抗利尿賀爾蒙）	作用在腎臟，使回收水分增加，減少尿量	電解質不平衡 全身虛弱

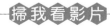

掃我看影片

Ep8. 攝護腺肥大篇
攝護腺肥大能選擇什麼藥物來治療呢？

【第4章】攝護腺增生肥大的手術治療

(1) 哪些情況下，必須手術治療？

前面章節已經提到藥物治療及生活習慣，如喝水、排尿的改變，以改善攝護腺增生肥大導致的症狀。那麼讀者必定會想知道：「什麼時候是開刀的時機？」、「我適合開刀嗎？」由於每位病患主觀上的病症嚴重度不一樣，醫學儀器檢測在客觀上，每位患者的攝護腺大小、尿流速度快慢、膀胱逼尿肌收縮的功能，也都不盡相同。

簡單的說，每位病患的攝護腺大小和其臨床症狀、尿流速、膀胱功能並非成比例的變化，例如年齡 80 歲患者，具有 60 公克的攝護腺，他的症狀或許輕微不須手術治療，利用藥物即可達到症狀緩解。另一位 65 歲患者，攝護腺 40 公克，但他可能表現重度阻塞現象，尿流速降很低，甚至尿滯留、結石等等，必須考慮手術治療，所以每個人的個體差異性非常大。

這也說明在**決定攝護腺手術考慮上，年齡並非絕對因素**。因為個體間每個人的變異性大，所以每位患者處理的藍圖計畫、追蹤事宜也是因人而異，再加上攝護腺不斷在增生擴大，今日的成功方式治療不代表明日依舊適用。

關於**症狀多樣性、變化性、個體差異性、治療的併發症，耐受性不同，無法訂出僵化固定的門檻式、階梯式的治療處置準則**，比如：攝護腺大於多少要開刀，這樣訂出標準是不太合適及魯莽的。

不過話說回來，天馬行空，任意選擇治療方式也是不對的，還必須合併醫學理論、邏輯思維判斷，綜合歸納分析。於是泌尿

科醫師、專家菁英們就參考醫學研究、醫療證據根據經驗來研擬出在某些情況下，選擇某項處置治療是最好的，大家公認的，提出個具體化的治療準則（又名專家共識）。

誠如前述，如有準則、共識就恐又陷入僵化，刻板層級式的思維。正確的觀念是，準則共識是治療處置的邏輯學理大方向和原則，真正處置治療的方式，還是要憑醫師專業角度去評估每個病人的情況，以及醫師本人的經驗、醫病關係等等。**醫療準則是方向，醫師還必須針對每個病患去個別細緻化、柔軟化、心理情感化、社會化的修飾等面向治療處置**。所以大數據人工智慧是無法取代醫師地位，也就是這個原因。

世界各國泌尿科或是各地區的泌尿科學會均有針對男性攝護腺增生肥大制訂出治療準則，臺灣亦不例外，下面有列出臺灣泌尿科學會提供的治療共識及準則（表9a、表9b、表11），這些治療共識準則本身在設計上就具有非常大的空間和彈性，主要目的是導引正確的方向、原理原則，真正具體實際治療的選擇，還是依賴專業醫師依不同個案，細緻、柔性化的量身訂做。

A. 必須直接考慮手術治療的情形

臨床上，某些表徵症狀出現，表示疾病已進入嚴重期，併發症也已經發生了，這時治療攝護腺增生肥大，就比較偏向直接的手術治療，快速的減緩症狀及中止併發症的持續惡化。如：

① **攝護腺阻塞的程度已造成反覆性尿液滯留，必須放置導尿管。**

② **由於排尿不淨，殘尿增加，時間久了就結晶形成膀胱結石。**

③ **因為殘尿增加，導致反覆性細菌感染。**

④ **因攝護腺增生肥大引發血管破裂出血，或因為感染而血尿。**

⑤　由於長期尿液滯留，上游腎臟生成尿液無法傳輸到下游膀胱，形成了腎臟積尿（腎水腫），最後腎臟功能也逐漸下降，此時必須先將尿液導出，緩解腎臟壓力，最終也必須手術刮除增生的攝護腺。

⑥　當排尿的阻塞症狀嚴重到影響日常生活（國際攝護腺症狀評分表 ≧ 20），且藥物效果不佳或對藥物有副作用者。

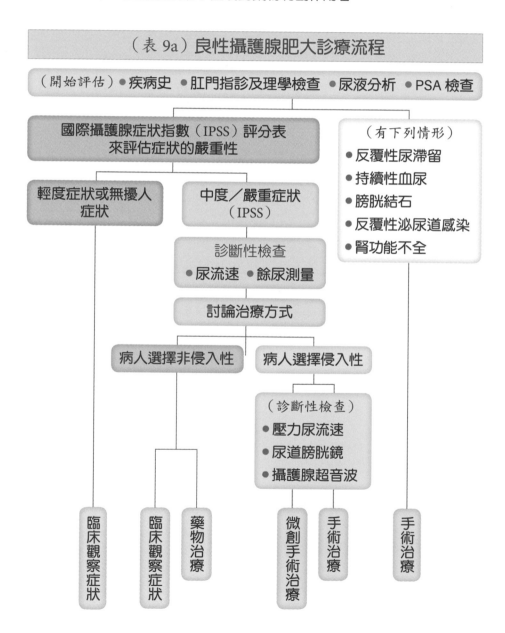

以上是屬於攝護腺增生肥大較嚴重，或已發生併發症的情況下，在治療的選擇上偏向直接手術處置，也可以說是攝護腺手術的適應症。

B. 瀕臨手術治療的情形

有些患者，目前尚不須急著手術治療，但存在某些危險因素，未來症狀進展快速，發生急性尿滯留的機會高，未來需接受手術的風險也高，醫師會嚴格觀察此類病患，在引起併發症前即以手術介入治療。

這類危險因素是當患者具有下列任何其中一條件：

① 　最高尿流速小於 12cc/ 秒

② 　國際攝護腺症狀評分大於 20 分

③ 　攝護腺體積大於 30cc（公克）

④ 　攝護腺特異性抗原（PSA）大於 1.4ng/ml

⑤ 　殘尿大於 100cc

當具有上述一項或多項以上危險因素時，並不一定非得接受手術的治療，但瀕臨在手術治療的邊緣，適當的藥物治療加上定期嚴格的追蹤是必須的，一旦有加重症狀或即將有併發症時，就須考慮手術治療了。

C. 手術時機可能要提前

近年來，有些學者專家認為在膀胱功能開始變差時，就應該接受手術治療，以保全膀胱的功能。因為膀胱每次排尿，必須超越攝護腺的阻力，此時膀胱的內壓會上升，久而久之膀胱的肌肉

會受傷而產生纖維化、小樑化、憩室，降低膀胱收縮排空能力（殘尿增加），而且這種膀胱的病理變化是不回頭的，縱使將來打通攝護腺的阻力，也無助膀胱恢復正常。

針對膀胱的觀點上看，當殘尿增加，膀胱出現明顯小樑化的時候，為了維護膀胱功能，此時就應該手術。目前大部分醫師將這條件視為相對性手術條件，和上述危險因素一起合併參考判斷手術的適應症。

膀胱是否出現纖維化、小樑化或是功能變差，必須經由膀胱鏡檢查及膀胱動力學檢查。

❖ 解不開的心中恐懼

王先生，78 歲，常常因為泌尿道感染而來求診。究其原因是因為攝護腺增生肥大阻塞，排尿不順，甚至因為長期膀胱內壓增加，膀胱內壁向外膨出了憩室，這憩室可積存 300 ～ 400cc 尿液，憩室原本沒有收縮力，只是一個包囊，無法在排尿時收縮加壓，以利排空。也就是說每當膀胱排尿時，會將尿液壓入憩室，實際真正排出的尿液並不多，大部分都流到膀胱憩室中了，所以排尿永遠解不乾淨，遂就造成了頻尿、泌尿道發炎、膀胱憩室結石。

主要問題還是攝護腺增生肥大的阻塞效應，引起膀胱內壓上升，長年下來壓力向膀胱壁朝外壓出了空洞憩室，王先生的攝護腺的大小為 70cc，比正常人大很多（正常 20 ～ 25cc），要解決問題必須手術去除膀胱憩室，刮除攝護腺肥大的部分。

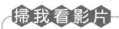
掃我看影片

Ep9. 攝護腺肥大篇
得到「長壽病」不代表絕症、也不是就一定有「癌」！攝護腺肥大之手術的適應症。

　　王先生身體很硬朗，自稱一輩子沒住過院，很堅持自己可以戰勝一切病痛，加上他的同輩朋友常因開刀產生併發症，血尿、發炎、漏尿等問題出現，甚至有些朋友因為後續手術併發症問題，短期內又進入開刀房處理，所以他非常恐懼手術。一再拒絕手術治療，排尿狀況當然不好，常常因膀胱感染，副睪丸炎而來診治療，經常也因急性尿滯留來放尿管，折騰了兩年時間，最後發生了急性腎盂腎炎引起敗血症，血壓下降、呼吸喘、酸中毒，最後神智不清。醫生費了很大功夫，終於才將王先生從瀕死邊緣給救了回來。歷經生命拔河的王先生驚嚇到了，終於決定手術治療上述問題，經調養一個月後，順利接受手術，將膀胱憩室去除，及肥大部位的攝護腺一併去除，之後小便也順利解出，殘餘小便也只剩下 50cc 左右。術後一年來，再也沒發生解尿的問題。

　　這個案例給我們的啟示是，當攝護腺增生肥大造成排尿障礙及併發症時（尿滯留、膀胱憩室、感染及結石），就必須積極處理，否則就如王先生的一連串後續發生的併發症，最終導致敗血症及腎衰竭，所以手術治療必須及時，才能防止後面嚴重的併發症。

　　老一輩的年長者，常常很怕進醫院，更恐懼手術，必須好好做勸說及適當的衛教，一昧任由老人家的固執，會有嚴重的結果出現，重則喪命或者帶著終身伴隨的後遺症。

❖ 對手術的誤解

　　有不少數的嚴重病患，不願接受手術，常見主要原因是對手術的方式不了解，對手術後的恢復過程不清楚，對手術產生莫名的恐懼。

　　李老先生，82 歲，定期拿攝護腺肥大的藥物來治療本身的排尿障礙，一吃 20 年餘，從 α - 阻斷劑到攝護腺縮小的藥，甚至自購的保養草藥。其實他攝護腺大小有 80cc 左右，排尿速度很慢，

殘餘尿液也在 100cc 左右，尿失禁、急尿常常發生。前幾年早就說過應該手術治療，他堅持吃藥，也就隨著他的意思，這兩三個月，常常泌尿道感染而來門診治療，對於手術的事情，我又再建議他必須要手術治療了。

李先生 大夫阿，我這下半輩子，一直為解尿而苦，起初吃藥尚可得到緩解症狀，但是一路下來每況愈下。尤其最近小便時疼痛，滴滑不出，不理它時又不自主的滴出來，近年來醫學界有沒有更好的藥來治療，有無突破的發展？

醫師 攝護腺隨著年齡有漸增大的趨勢，加上您身體漸虛，膀胱功能也漸變弱，所以症狀比以前嚴重，目前又有泌尿道感染，更加重排尿的症狀。現今治療攝護腺肥大還是兩種基本藥物，一種是鬆弛攝護腺尿道的壓力的藥物為 α- 阻斷劑，減少排尿阻力；一種是縮小攝護腺的藥物，這兩種藥您老人家已經都在服用了。

李先生 這麼說來已到藥石罔效，必須採用積極手段的地步了。最近聽說達文西機器手臂開攝護腺，只要肚子上鑽幾個洞即可完成，安全性高恢復快。請問大夫您看我適合嗎？

　　李老先生真的為病痛的苦，常年來的堅持終於有些鬆動，才會問我有關手術的事。不過還是有些誤解必須澄清。

醫師 老先生你所提到達文西機器手臂手術，是對攝護腺癌患者使用的，和攝護腺增生肥大的手術完全不同。某些攝護腺癌必須手術完全摘除整個攝護腺。過去必須劃開肚皮，才能完全摘除攝護腺，風險及併發症較高，後來有腹腔鏡可以使用，目前進步到達文西機器手臂的方式，基本上還是屬於腹腔鏡的模式，用於攝護腺癌的整個攝護腺摘除手術，只需肚子上鑽幾個洞，而不用開腔剖肚的。但您是攝護腺肥大，只需將肥大的部分刮除即可，不必如同攝護腺癌手術得將整個攝護腺摘除。就像山中的隧道，我們把隧道加寬就好，不需將整個攝護腺摘除。而且利用膀胱鏡組套就可以了，肚子上完全沒有傷口，也不需要鑽洞。開完刀只要再住兩天即可出院了。」

李先生 （眼光一亮說）肚子沒有傷口，手術後再住兩天就出院，怎麼會這麼簡單，不是需要在肚子上開一道口子，必須等到傷口癒合好了才能出院嗎？

醫師 早年開刀去除肥大的攝護腺，的確是將下腹部剖開，利用手指摘除增生肥大的攝護腺，不過這種手術已被膀胱鏡的手術取代，目前除特殊情況已經很少再使用剖腹方式了。沒有肚子上的傷口，恢復很快，所以住院的時間很短。

聽完醫師解釋後，李先生恍然大悟，過去對手術的認知差得這樣離譜。他說：「原來肚子上沒有傷口，一直以為必須開腹部才能手術。」

李先生中年時期因胃癌開刀，肚子上開一道口，住院期間又傷口感染，前後進出開刀房數次，吃了不少苦，折騰了大半年才結束，所以對於開刀，心中有很大陰影，只要一說手術就堅持拒絕。

這個案例告訴我們，對於需要手術的病人，一定要詳細解釋整個手術的方式，因為有許多人仍然像李老先生一樣，認為治療攝護腺增生肥大的手術必須開腔剖腹，徒然增加自己的恐懼。

另外**達文西機器手臂的手術方式不是用於攝護腺增生肥大的手術**。李老先生是看了電視廣播，聽到友人提到達文西的方式手術，所以誤以為達文西手術是適合自己的手術。

由電視傳播或報章媒體報導最新醫療的方法，固然可以提高大家醫學上的知識，明白清楚現今臨床醫學發展的新技術，但一定要分辨清楚適合哪一種疾病，這個議題經由媒體的傳播，在門診就很多病患提起詢問，重點是必須先明白這技術的成熟度及併發症，以及適合在哪一種的疾病。不是一昧就套用在自己身上。

李老先生最後接受了經尿道攝護腺雷射汽化手術，術後兩天出院，可以順利排尿，尿急、尿失禁的次數大幅減少，很滿意手術的結果。他堅持了這麼多年只因為對手術方式的誤解，所幸還沒有拖到出現嚴重的併發症。由於一般民眾對手術不是那麼熟悉了解，

難免會對手術產生一些迷思及誤解，因誤解而生恐懼，因恐懼也拒絕手術，常任疾病繼續發展惡化，終導致對健康極大危害。

攝護腺的手術治療仍是一種侵入性，傷害性的手術方式，病患必須接受麻醉，具有一定程度的風險。尤其年長患者又合併有慢性病（呼吸道疾病、心臟疾病、糖尿病、腎功能不足等等）。所幸現代醫療儀器及技術的進步，攝護腺增生肥大手術的風險不似過去那麼高。

向患者說明疾病的原委、治療方法及效果是現代醫師必須善盡的義務，尤其是手術的一般原理方式、風險、效果、併發症、成功率，以及是否有其他手術的替代方案，一定要醫病相互討論了解，才能站在同一平台上協力合作，朝向正確的方向治療。在簡單介紹手術原理以及其效果及併發症之前，必須釐清一些對攝護腺手術的觀念：

★　攝護腺隨年齡慢慢增大，每一個男人到頭來都必須手術嗎？

★　既然要手術，何不在中年時期（40～50歲），身體健康還穩定時接受手術，避開年紀大風險高時手術，並防止未來症狀更嚴重。

在前面章節中有提到攝護腺的增生，一年比一年大，但這只是外觀變大，每一個人的內部尿道壓迫症狀程度不一，和個人體質有關（通俗上稱），甚至有人七老八十的仍然沒有排尿障礙，或者只是輕微不需要手術，終其一生不須攝護腺手術的人大有人在。通常手術有一定的標準，在前面章節有提到**必須手術的症狀**，**如阻塞解不出尿液、尿殘留量大於 200cc、解尿困難太嚴重、甚至常常尿道膀胱感染、膀胱結石等等**。以上的症狀條件不是每個人都會發生，沒有必要做預防性手術，且手術還是有一定比例的併發症及手術的風險。

在中年時期排尿障礙尚不明顯，手術後不會感覺進步太多，但卻必須接受手術後可能的併發症，得不償失，可謂未蒙其利先遭其弊。關於攝護腺增生肥大手術，什麼時候開刀最好？手術有無不同方式及選項？有無既安全又有效的方式？待閱讀完下面解說，知曉手術的原理後，並了解併發症發生原因及評估患者身體狀況後，各位自然更能清楚掌握。

(2) 攝護腺增生肥大的手術原理

提到原理，各位不要緊張，擔心。這並不是什麼高深學問，簡單講就是把肥大的攝護腺，其中壓迫到尿道的部分去除，拓寬尿道。就比如一座大山（攝護腺）不斷的增生肥大，對其內的隧道（尿道）產生壓迫、變窄、空間變小，手術就像挖礦一樣，一塊一塊或一片一片將隧道加寬，將兩線道變成四線道的路面，原理就是如此，所以不論手術儀器的新舊、技巧、方式的不同，都是為了達到加寬變大的效果。另外在此再說明一下，攝護腺肥大的手術只是打通隧道（挖礦），整座山（攝護腺）還在。常有人誤解攝護腺肥大手術是將整個攝護腺手術摘除，整個摘除是攝護腺癌的手術，不在此討論。

早期要加寬隧道（尿道），是在肚皮上劃一刀打開下腹部進入肚子，直接切開攝護腺，將尿道旁肥大增生的部位取出來，這種開放式手術侵害性比較大，目前已少用，只有那種特大的攝護腺才考慮（圖 33）。

圖 33 ｜剖腹式攝護腺挖除術

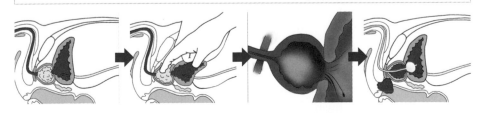

目前一般都用內視鏡的方式（膀胱尿道鏡），附上電切的金屬環，一片一片的切下肥大的攝護腺，這種不需開腹的手術好處是侵害性較小，患者恢復快速。手術的原理是經由膀胱鏡下，附加一個電切環，通上電流後就像一把利刃一樣，在手術醫師的肉眼下，把肥大阻塞在尿道的攝護腺一片一片刮下來，刮下來的碎片像獨木舟形狀，暫時沖入膀胱，當手術完成後，再將刮下來碎片狀的攝護腺組織沖洗出來，手術即告完成（圖 34）。這種手術方法是目前泌尿科醫師最廣泛使用的一種手術方式，手術名稱為經尿道攝護腺增生肥大電刀刮除手術，為治療攝護腺增生肥大排尿障礙的標準手術，俗稱黃金標準，未來一切新發展手術方式或改善的處置均以其為評比的對照。這種刮除手術的效果也的確很卓越，排尿的症狀可以進步到 75％（自我評量表），最大尿流速也比術前增加 1.25 ～ 1.75 倍，殘尿也會減少，生活品質大幅提升。

圖 34 ｜經尿道攝護腺電刀刮除手術

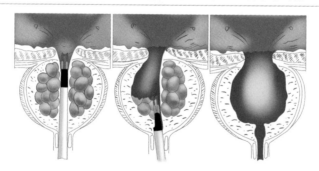

一旦電刀刮除結束後，攝護腺一些小的靜脈血管可能還會出血，常形成血塊反而阻塞了膀胱尿道，所以在手術結束時會放一導尿管，前頭打上一大水球，壓迫膀胱頸，使攝護腺的小出血不流入膀胱形成血塊堵住尿管。並增加攝護腺尿道的壓力，達到壓迫止血的目的（圖 35）。手術完成後第一天或第二天就可拆除導尿管出院。

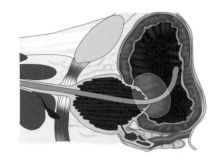

圖 35 |
經尿道攝護腺電刀刮除術後，
打上大水球防止出血及阻塞
尿管

出院後必須注意，不要有便秘的情況，不能做粗重的活動或運動，尤其不能騎機車或自行車，因為坐墊的壓力剛好直接壓到攝護腺，容易使手術部分出血。有時格外小心還是會有血尿的情形，這是攝護腺部位經電刀刮除後，會有結痂，當結痂脫落時，下面裸露的血管會暫時性的小量出血，大約要到八個星期，當新的上皮完全長好情況就可以改善。

也因為內部的上皮在手術時被一併刮除，造成膀胱頸及及攝護腺尿道部位裸露出下層組織，對膀胱的刺激很大，常有頻尿、尿急、尿失禁，甚至小便疼痛的症狀，同樣也必須等上皮長好後，刺激感才能改進。這也是剛接受手術後病人，會覺得尿得很暢快無阻力，但是頻尿、急尿的狀況反而出現或加重了的原因。手術後的治療效果如何呢？所有文獻的報告，不只生活品質大幅改進，最大尿流速增加 1.25 ～ 1.75 倍，一些排尿症狀，由自我評量表上可以看出進步 75％。

手術併發症約占百分之三，最常見的是出血，其他尚有水中毒、尿道狹窄等等，逆行性射精約占 75 ～ 80％。手術中的併發症及手術後的併發症。

掃我看影片

Ep10. 攝護腺肥大篇
攝護腺肥大如果需要手術，那手術需要注意什麼？原理是什麼呢？快來聽聽～

(3) 手術過程中的併發症

A. 出血

　　出血一直是**攝護腺刮除手術中最常見的併發症**，嚴重時必須要在手術中進行輸血。在手術後幾天，仍有可能出血甚至形成血塊，阻塞了尿管，還必須去沖洗血塊並止血，增加病人痛苦及延長住院時間。

B. 水中毒

　　水中毒就是在短時間內身體攝入大量水分（飲食或靜脈注射或身體其他部位吸收）。大量的水分會干擾血中電解質不平衡，影響身體肌肉神經、心血管功能，甚至造成腦水腫。

　　攝護腺刮除手術為何會水中毒？就是因為在手術中用電切刮除攝護腺時會出血，常常遮蔽了醫生的視野。因為在**攝護腺中尿道，空間很小，一旦少許出血，整個視野就紅成一片，手術無法繼續進行，一旦勉強手術，常造成嚴重的併發症**。所以手術當中，有一套沖水系統，經由沖入水分把出血染紅的空間變得視野清朗，可以繼續進行手術。但這沖入手術區的水分，有部分是會經由攝護腺刮除的傷口進入患者的循環系統，**手術時間越久，沖的水分越多，進入患者身體的水分也越多**，如同靜脈給水，大量給予水分，會造成病患水中毒的。目前最常用單極電流的電刀，只能使用蒸餾水（內無電解質，低張性的液體）沖洗，更容易有水中毒的危險。水中毒的特徵是病人神智混亂、昏迷、抽筋、視覺障礙、噁心嘔吐、高血壓、心率過快或過慢，嚴重時病人是會死亡的。當然這和沖灌入大量的水分有關，尤其攝護腺體積比較大的患者，手術時間比較長的時候，風險會提高。手術中如何預防水中毒呢？很簡單，手術醫師會在沖入一定量的水分時，給予病患打利尿劑，將進入身體過多的水分排出來。

(4) 手術後的併發症

　　提到手術後的併發症，首先要了解每個患者對手術的效果感知及所遭遇到的術後併發症並不相同，因為每個人攝護腺大小不同、年齡不同、術前症狀不同，膀胱的功能（收縮、過動）及膀胱的型態改變（小樑化、憩室）都不一樣，且每個人身體健康差異（有無慢性病或曾腦部病變），以及每個人主觀上感受不同，均會影響每一個人手術效果及恢復過程的不同，所以不能把別人的手術經驗或效果完全套在另一個人身上。

　　手術主要目的是改善排尿症狀，改進生活品質，並減少或去除攝護腺增生肥大帶來的病變，如膀胱無力、膀胱憩室、尿滯留、細菌感染、結石等等。每個人手術後經歷的歷程可能不同，有些症狀可能在手術後依然存在或出現（頻尿、尿急、血尿、小便疼痛），這是手術後的刺激反應，等一段時間就自行改善了，屬短暫的術後反應。

　　但有一些不良結果是比較嚴重的，需要去治療處理，如術後細菌感染，術後出血量大阻塞了尿道排尿，或是尿道狹窄，持續性漏尿。有些是固有的結果，如逆行性射精，這是接受攝護腺手術的代價，所幸逆行性射精對整體排尿及整體健康並無影響。對性功能興奮快感有些影響，對要生育或追求射精快感的患者要特別說明。

　　以上所述的術後歷程，不論是短暫的過渡時期症狀，或是真正的術後後遺症，並不是每一位患者術後都會遇到，本文在此將所有發生過的術後症狀全部包羅，讀者們看了不必驚慌害怕，除了逆行性射精外，其他術後併發症的發生機會不高（約 3%）。

(5) 手術後，排尿會有什麼變化？

❖ 手術後的理想境界

　　A 君是位攝護腺增生肥大的患者，平常排尿要腹部用力才能解出，超音波評估攝護腺大小約 75cc，排尿後殘餘尿量有 160cc，且已經造成 A 君生活上莫大的困擾，遂接受了攝護腺雷射汽化手術，將肥大增生的部分去除掉。手術後第一次回診，只見 A 君面帶笑容，一派得意滿足的表情。

　　A 君表示，手術後解尿一瀉千里，暢快無比，好久沒有這麼舒暢的感覺了。A 君手術前排尿量 195cc 左右，最高尿流速 11.2cc/ 秒，平均尿流速 6.9cc/ 秒，殘餘尿液 178cc。術後總體尿流量 478cc，最高尿流速 33.7cc/ 秒，平均尿流速 22.2cc/ 秒，殘餘尿量 0cc（圖 36）。排尿的圖形樣態，類似年輕男性。

圖 36 | 手術前後尿流速

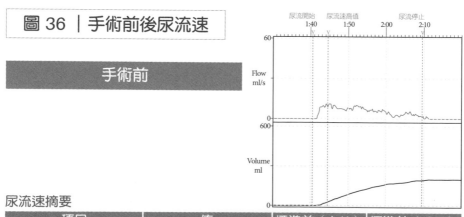

手術前

尿流速摘要

項目	值		標準差（女性）	標準差（男性）
最大尿流速	11.2	ml/s	-35 %	-17 %
平均尿流速	6.9	ml/s	-40 %	-21 %
解尿時間	29.2	mm:ss.S	-73 %	-37 %
尿流時間	27.9	mm:ss.S		
到達量大尿流速的時間	4.1	mm:ss.S	49 %	60 %
解尿量	195.2	ml		
二秒內的尿流量	8.4	ml/s		
加速度	2.7	ml/s/s		
VOID	11/200/180			

餘尿量 ___178___ ml

❖ 手術後小便依然很急，怎麼辦？

有位同學的父親，王伯伯，年 86 歲，因為攝護腺增生肥大，排尿困難、頻尿、急尿、夜尿（大於 3 次 / 夜），來和我討論治療方案。因為同學也是醫師，很快明白病情及手術治療原理，因王伯伯已在長年用藥治療排尿問題，近來效果漸漸變差，幾經討論後，家人們決定手術治療，王伯伯的攝護腺大小約 65cc，排尿總量 173cc，最大尿流速 10.2cc/ 秒，平均尿流速 4cc/ 秒，殘留尿量 125cc。無糖尿病史，高血壓服藥控制良好。

手術後，王同學告訴我，他父親排尿是快意輕鬆很多，但他父親不太滿意常常要排尿（頻尿），尿來得很急（急尿），甚至夜尿幾乎無改善，大約還是每晚起床 4 ～ 5 次小便。這時是手術後第三週，尿流速表現一次總尿量 120cc，最高尿流速達 10.1cc/ 秒，

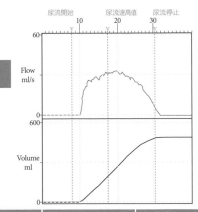

手術後

尿流速摘要

項目	值		標準差（女性）	標準差（男性）
最大尿流速	33.7	ml/s	30 %	62 %
平均尿流速	22.2	ml/s	25 %	40 %
解尿時間	22.7	mm:ss.S	11 %	26 %
尿流時間	21.5	mm:ss.S		
到達量大尿流速的時間	9.5	mm:ss.S	9 %	20 %
解尿量	478.6	ml		
二秒內的尿流量	19.1	ml/s		
加速度	3.5	ml/s/s		
VOID	33/480/0			

餘尿量 ___0___ ml

平均尿流速 5.6cc/ 秒，殘餘尿量約 56cc。總排尿量減少了，排尿速度也沒明顯進步，雖然殘餘尿量減少。

我向王伯伯解釋，**剛開完刀攝護腺膀胱出口部位的傷口尚未完全恢復，還處於一種過激的狀態，膀胱只要少量的尿液就會受到刺激，尿急感覺會很強烈且必須立刻排尿。**當然等到手術部位的傷口逐漸癒合後，就會得到手術後最佳的結果，開給王伯伯一些平滑肌鬆弛的藥，希望改善頻尿、急尿的症狀。

之後王伯伯每週來一次門診，頻尿、急尿的症狀依然存在。還好有些微的改善，每次他來門診，我都很緊張，深怕症狀沒改善，被王伯伯埋怨外，又怕被同學吐槽。當然我心裡有底氣，**剛開完刀的病人，有些人就是要慢慢才能得到最大改善，手術的傷口癒合大約 2 個月，**預估王伯伯手術後滿 2 個月，症狀應該有明顯進步。

果然在第 9 週回診時，頻尿和急尿的症狀比起當初改善太多，夜尿減為一夜 2 次。王伯伯終於面帶微笑，尿流速檢查顯示一次總尿量 230cc，最高尿流速 13.2cc/ 秒，平均尿流速 8.7cc/ 秒，殘餘尿量 40cc，總算鬆了口氣，膀胱刺激症狀緩解了，流速變快，膀胱容量也大幅增加。

我和王伯伯再次說明**手術完後，有一段恢復期，這時期可能排尿情形不會有明顯進步，待攝護腺尿道內部刮除或汽化後的切口表面，長出正常的上皮後，手術的效果就出來了，**這一段時期，要耐心等待，不要心急，時間到了自然就好了。

❖ 怎麼出現了尿失禁的狀態，真要命！

剛來臺中醫院服務的第二年時，遇到一位病患，邱先生，75歲。攝護腺肥大約 70cc，排尿滴涓不出，殘餘尿量 160cc。遂接受了手術治療，使用當時最先進、最熱門的綠光手術治療，一種雷

射汽化手術，健保不給付的，約花費台幣 16 萬左右。雖屬最新的療法，但須自掏腰包，對我來說壓力非常大，心裡不免產生只許成功不許失敗的負擔，我對雷射治療很有信心，已參加過好幾次的研討會，自己在台北時就曾開始使用雷射了。

術後第二天拔除導尿管後。邱先生自述說排尿是順暢了，但太過於順暢，控制不住了。尿液不時從尿道口滴下，弄濕了幾條內褲，迫不得已他到醫院地下室附設的藥局買了包大人紙尿褲。突然聽到邱先生如此描述，我也嚇到全身涼了半截，因為畢竟手術後尿失禁是個嚴重的併發症，寧可尿不出也不願尿失禁，尿失禁影響生活層面太大。告知了邱先生務必要做提肛的動作，來增強骨盆底肌肉的強度，包括尿道括約肌的功能。

自忖手術時視野清晰（雷射手術好處之一），尿道括約肌應該不會傷害到。心想目前的漏尿應是暫時性的，因為長時間攝護腺增生肥大阻塞了膀胱出口，一旦阻塞之力道去除，括約肌尚未發揮其最大功能，所以會暫時性尿失禁，待括約肌強大後自然不藥而癒，所以只要練習提肛的運動，可改善尿失禁的症狀。過去行醫多年，攝護腺肥大開過刀的許多病人中，也有一些剛開始尿失禁很嚴重，但後來一兩週後自然緩解，所以對邱先生病情的進展就靠時間等待了。

經仔細詢問邱先生，雖有尿失禁但仍會有膀胱漲滿感覺，仍須去廁所排尿，這表示膀胱尚能貯尿，並非完全性尿失禁（完全性尿失禁是指要膀胱有尿就流出了，根本無法存留在膀胱，這表示尿道括約肌已受傷到沒有制約小便的功能了）。

邱先生的尿失禁情形應該屬於壓力性尿失禁，膀胱內的尿液壓力高過於括約肌而滲出尿液，只要好好復健，加強提肛的動作來增強括約肌即可。檢查了一下邱先生漏尿情形，走動時膀胱的尿液會

有一滴一滴的尿流出，站起來跳躍時更嚴重。最後邱先生包著紙尿褲出院了，出院時我再三叮嚀別忘了時時刻刻做提肛的動作。

術後一星期，邱先生回診，漏尿依然存在，也用了不少紙尿褲，生活上十分困擾。我向開刀房借了一個陰莖尿道夾給他使用，這是手術時灌注麻藥及潤滑液時夾住尿道的一個裝置，讓邱先生要解尿時打開，平時夾著防止漏尿。邱先生算是開朗之人，沒有憂鬱低潮，很樂意接受陰莖尿道夾的使用。

術後二星期，邱先生再回診。他主訴是有進步，我進一步檢查，當膀胱有漲尿時，已不見尿液自然流出，只有跳躍時仍有漏尿的情形。已經有大幅進步了，鼓勵邱先生持續提肛的動作，陰莖尿道夾還是使用，以減少漏尿的困擾。

術後第三星期，邱先生又再回診。這次他笑嘻嘻地拿著陰莖尿道夾還我，告訴我上次門診回家後第三天就完全不漏尿了，跳躍時也不會有漏尿的情形，並很高興的說他發明一種運動，躺在床上，雙腳懸在空中，兩腳做騎自行車的動作，做類似踩踏板交互旋轉，每天中午、睡前做。我很謝謝他傳授自行創造的治療尿失禁的運動，未來也可教導其他患者。除了感受他的快樂外，也解除了我這段時期的壓力。

之後邱先生連續來了門診兩三次，每次間隔兩個月，沒有再出現漏尿情形。事隔五六年後，一次在病房無意間碰到，他是因為其他科別疾病原因住院，問及排尿狀況，他表示解尿順暢，沒有尿失禁的情形。當年借給邱先生使用的陰莖尿道夾，在門診隨手一放也不知去向，至今開刀房泌尿科主護還不時向我追討，持續了快十年呢。

❖ 手術後又多住了兩次院，都是細菌惹的禍

一位楊先生，中廣短胖型，79歲，有糖尿病，並有輕微腦部

退化，口齒表達不清，只能聽懂隻字片語，因為排尿障礙，並接受了手術刮除肥大部位的攝護腺，兩天後拔除導尿管，解尿順利，唯殘餘尿 85cc，多了一些，仍然出院了。沒想到剛到家，晚餐後就發燒，神智有些模糊，被家人送到急診又再住院。

住院原因為泌尿道感染合併有敗血症現象。因為如果不快些治療敗血症，會發生嚴重的結果，可能會喪命。經住院治療，給予抗生素殺菌，楊先生病情逐漸改善。楊先生臉大面寬，每次見到我都笑容滿面，非常可愛，縱使生病身體不適也總是像彌勒佛笑口常開，他的家人也非常客氣，直說楊先生的病一直找我們的麻煩對我們深感歉意。其實我才感到抱歉，畢竟感染還是因為手術後發生。經治療後，終於病情緩解了，楊先生也快樂的出院了。

沒想到一星期後，楊先生回診時，家屬說排尿有些疼痛，陰囊右側腫起來了，驗了小便及血液，發炎指數偏高，右側陰囊紅腫熱痛，副睪及睪丸劇烈腫痛難觸摸，心中臆測又是一次細菌感染，鑑於上一次有敗血症的情形，遂立刻住院治療。幾天後待病情好轉，疼痛的副睪及睪丸緩解後，測試排尿順利，很少餘尿，於是帶一些口服抗生素出院。至今已半年多了，排尿尚可，再沒有發生泌尿道感染。他家人對我說，他是好事多磨，別人一次住院解決問題，楊先生需三次，說得我自覺慚愧，對他歉意滿滿。

楊先生在手術前即曾發生多次泌尿道感（膀胱炎、攝護腺發炎），可能導致成慢性攝護腺細菌性感染，雖平時無急性的症狀表現（小便疼痛、急尿、灼熱感），但細菌已潛伏在攝護腺內，經手術刮除攝護腺時，反激活了潛伏的細菌，造成急性下泌尿道感染（膀胱、攝護腺、尿道發炎），甚至引起副睪、睪丸急性細菌性感染，這也是手術偶爾帶來的併發症。所幸楊先生治療及時且適當，無嚴重的後遺症。

❖ 術後攝護腺再出血，又多做了兩次手術

　　有位在南非工作的林先生，72 歲，因為急性尿滯留而放置導尿管，攝護腺大小約 55cc，一星期後拔除導尿管，排尿不順暢，殘餘尿量大約 150cc，嚴重阻塞的尿流速型態。林先生說在南非有開工廠，必須兩個月後要回南非，這兩個月內是否可開刀治療？兩個月後可否順利回到南非？我告訴他術後觀察一個月，如無大礙應可如期回到南非。

　　遂接受經尿道攝護腺刮除手術，術後拔除導尿管，排尿大有進步，殘餘尿量變少，尿流速型態變的順利流暢，門診回診也非常穩定。正當滿一個月時，我突然接到急診室電話，林先生因為小便大量出血，膀胱尿解不出來掛急診。到急診室看他，只見放進膀胱的導尿管流出來鮮紅的尿液，超音波也顯示膀胱內還有許多血塊凝集沉澱。我安排急診手術去沖洗出膀胱內的血塊，並電燒出血部位。這種攝護腺手術後出血，臨床上雖不多見，依 30 年的泌尿科經驗，只要膀胱內的血塊能順利沖出來，解決血塊阻塞尿道的問題即可，至於出血部位會自行停止，沖完血塊通常找不到原先真正出血的地方。

　　果不其然，接著在開刀房由膀胱鏡下，將血塊順利沖出後，大約一碗的血塊，合則約 400 ～ 500cc 的出血，檢查攝護腺部位，真沒發現出血的部位。術後排尿清澈，沒再發生出血，三天後就出院了。這次診斷是術後一個月延遲性出血。但是，事情並沒有順利結束，一星期後林先生又再次出現而來急診，故事又重演了一遍。再次碰到林先生，場面真是尷尬，這是我做攝護腺手術第一次碰到連續兩次延遲性出血，當然我沒向林先生說，畢竟對他來說是 100% 的發生了。

　　折騰了三次的手術，總共耗去一個月兩星期了，只剩兩個星期時間就要回南非了，林先生心有餘悸，自動將機票又延後了兩

個星期，他說為了怕萬一，還是待在臺灣多觀察一下。最後沒有再發生出血的問題，一個月後順利回到南非。

檢討攝護腺肥大手術後的出血，可分為急性及延遲性出血，急性出血通常在手術完成後當天或第一、二天就發生，可能原因是手術中出血部位沒有確實精準的止血，或是刮除太深了，引起靜脈滲血，或是術後照顧時沒有好好沖洗膀胱（術後一些小的出血要沖出來），形成血塊累積膀胱內，造成導尿管阻塞。

如果患者手術後，一切平穩，沒有出血問題，出院後又再出血，此為延遲性出血，通常發生在手術後 7 ～ 21 天，林先生術後一個月發生出血，也是屬延遲性出血的樣態。

究其原因，在攝護腺肥大接受刮除手術時，對於出血點是經由膀胱鏡下利用燒灼方式讓出血部位凝集達到止血的目的，當凝集結痂的部位脫落，底下的血管尚未癒合完成，就會引發血管出血。會引起凝集痂塊提早脫落的因子，包括術後活動過劇（跑步、提重工作、久坐、騎自行車、摩托車、駕車等）。

林先生雖規矩的遵守了一個月出院告誡注意事項，因為在家無聊，排便也正常，放膽開車出門約 2 小時，之後遂發生第一次術後出血，出血原因和開車是否直接因果關係不得而知，但畢竟有出血風險，術後兩個月內還是不要活動過劇，尤其坐著時、騎車、駕車均是直接壓迫到攝護腺。

❖ 由天堂掉到地獄，小便又解不出來了拉！

街上市集有一位賣豬肉的袁先生，70 歲，每天凌晨起床，準備早晨的市集很是辛苦，一天抽空來看診。他說長期排尿不順，一站就好久才解出來，且到最後還排出血尿，但總是解不完全的感覺。由於工作上的關係，不敢喝水，免得經常上廁所，近來實在無法忍尿，一旦感覺有尿意就非解不可，影響工作頗大，想好好看一次醫生，希望可

以一勞永逸。一聽之下，像是攝護腺肥大增生引起的症狀，但有血尿，還是仔細做了細胞檢查及影像 X 光檢查，排除惡性腫瘤。結果最後診斷是攝護腺肥大增生（75cc），加上膀胱結石。告知必須刮除大部分的攝護腺及碎石取出膀胱結石，袁先生也欣然同意。

術後袁先生，排尿恢復很好，接近正常的尿流速，且已不再出血。前三個月，每月回診均維持排尿通暢，尚稱穩當。但好景不常，從術後第四個月起，排尿速度變慢，袁先生也自述不像術後剛開始暢快，總是要等一下才解出，總感覺尿道有個東西阻塞的感覺。

由於他工作關係無法每周回診，又隔了兩月，這次不得不來門診了，一見面袁先生苦瓜的面孔帶有無限的憂慮說，李醫師我都不敢告訴你，手術後真的很好，也可專心工作了，但沒幾個月，每況愈下，排尿狀況目前還比不上開刀前，每次小便折騰好久，起初變得很細、慢，現在變得要用力才慢慢滴出來。

聽了他的話，我心裡有數，在這麼**短的半年內，由正常的排尿，嚴重到幾乎排不出來，這是術後尿道或膀胱頸結疤引起的。**我告訴袁先生，這是手術後的一種併發症，因為手術的創傷引發尿道的結疤，或膀胱出口處結疤縮小，快的話待會接受膀胱鏡檢查就一目了然，還可以直接擴張，完事後就可回家，但是嚴重的話就必須住院，上麻醉，利用膀胱鏡直接用刀切開結疤之處。

袁先生工作的關係，不想住院治療，**在門診接受膀胱鏡，只見在尿道轉彎處要進入攝護腺部位有一狹窄，長了一圈白色膜性結疤只露出一小丁點的空隙，當然排尿不順了。**所幸只是膜狀的結疤，經由膀胱鏡的進入，隨即破開，我也做了尿道擴張。

術後袁先生當場去廁所小便，立即恢復原有順暢，但我還是提醒袁先生，一旦第一次攝護腺肥大手術完後發生了尿道結疤的情形，這次手術雖將狹窄的結疤擴張，這種結疤還會再復發，而且比

例很高，所以一旦又感覺排尿不順，一定要回來再擴張尿道。後來袁先生也沒有再回門診，想必是結疤狹窄應該沒有再發生了。

審視這種攝護腺肥大手術後接著發生的尿道狹窄或膀胱頸出口結疤狹窄，均是手術傷口癒合過程的一種反應，常發生在球狀尿道，因為在做攝護腺刮除手術時，膀胱鏡會經由尿道、攝護腺及膀胱進進出出，膀胱鏡是直式的器械，人體尿道是彎曲的，尤其在球狀尿道最是彎度最大，受膀胱鏡壓迫力道最大，也最易造成球狀尿道創傷，癒合時期形成結疤，反造成球狀尿道狹窄，這**發生時間通常在術後幾個月至一年內發生**，病患由原本順暢的排尿逐漸地每天開始變差，很快就解不順或解不出了。

由明顯的病史、手術史就可正確診斷術後尿道或膀胱頸部的結疤造成狹窄。為**預防結疤的併發症，手術中應注意使用潤滑的凝膠，以減少金屬的膀胱鏡和尿道的接觸摩擦傷害**。另外除了球狀尿道，最遠端的尿道口也是容易受傷結疤狹窄的部位。

❖ 糟糕！手術完後，魚水之歡的快感沒了

有位長輩朋友，劉先生 72 歲，認識了五、六年，甚是投緣，平常無話不說無事不聊，因為攝護腺肥大的問題困擾了很久，他有一位中將退休的榮民朋友，年前我才替他實行攝護腺肥大手術刮除術，效果很好，排尿恢復到一定水準以上。

劉先生的攝護腺肥大是到必須手術治療，每次解尿後殘餘尿液多達 130cc 左右，常常解一次小便要花不少時間，頗令他困擾，早已勸他接受手術，他因怕手術風險及術後的併發症，遲遲不敢決定。經由那位中將朋友的親自現身說法支持，劉先生終於同意手術。手術順利完成，術後劉先生的排尿整個過程時間縮短，排尿較以往順利。殘餘尿量明顯少到 50cc 以下，術後尚稱滿意。

半年後在一位朋友選舉造勢活動中遇見了劉先生，他把我拉到一旁低聲地告訴我，「李醫師，手術後恢復很好，主要解尿問題均已解決，倒反影響是性愛最高潮時，沒有快感了。」我回答「到底發生啥事？」。其實我心裡想應該是性功能障礙方面的問題，尤其是射精上的障礙。果然劉先生說：「手術前說可能術後有陽痿，無精液的併發症，在我身上勃起沒有問題，反而是高潮射精時沒有精液出來，那種愉悅衝上天的感覺沒有了，常覺得乾澀無味，差那麼一點點。」我解釋說這就是攝護腺肥大手術的後遺症，屬固有的後遺症，手術後約有 75 ～ 80％的患者會有逆行性射精，高潮射精時不由尿道口出來，反逆向流入膀胱，之後小便時將精液順帶流出，對整體健康沒有影響。手術前不是知道了嘛？劉先生說是知道有這回事，但沒有想到影響高潮的快感有這麼嚴重。

　　劉先生雖然 72 歲，男女之間夫妻恩愛的活動還是頻繁有活力，失去射精的快感頗具傷害性。但術後一旦發生逆行性射精，很難矯正回來，也只有好好安慰劉先生了。的確在實行攝護腺肥大手術後，對性功能的影響，不外乎陽痿，約 2 ～ 6％左右，及逆行性射精約占 75 ～ 80％。逆行性射精可以說是這種手術的固有後遺症，對仍有性活動的男性，接受手術時必須事先告知。手術是一種破壞性建設，對於好壞輕重，要拿捏準確，不要未蒙其利先遭其弊。

　　本篇列舉了幾個攝護腺肥大手術後發生併發症的案例，主要是針對最常使用的手術方式，經尿道攝護腺電刀刮除手術，及經尿道攝護腺雷射汽化切除手術。大家看到上面舉例的併發症，千萬不要誤認為是手術後必然發生，真正手術後發生機率，除了逆行性射精（75 ～ 80％）外，其他都在 1 ～ 3％之間，絕大部分接受攝護腺增生肥大手術的患者都屬第一個案例 A 先生（第 154 頁）的結果一樣，達到完美的地步。醫病雙方皆大歡喜。

介紹術後併發症的目的，並不是嚇唬人，讓病患不敢選擇手術，反是教導大家知道可能存在的風險，**醫病雙方溝通更清晰明確具體，去除因不解而起恐慌，因誤解而生紛爭**。接下來統整說明經尿道攝護腺手術後可能發生的併發症。

(6) 經尿道攝護腺手術後可能發生的併發症

A. 膀胱頸攣縮

實際上就是一種結疤過程，人體所有的傷口都會癒合，不論外在的皮膚傷口或內部的手術傷口，在癒合過程中，膀胱頸附近的組織纖維化生成過多，反將原本通暢的膀胱出口阻礙。就像皮膚上的傷口，癒合後結疤，有時形成一突出的硬塊，當然結疤的形成需要時間，平均時間約六個月，甚至有的快到幾週。病患常形容，手術後排尿非常暢快，但一天比一天速度變慢，變細，甚至比手術前還嚴重。治療處理上輕微者可以用尿道擴張治療，嚴重者則必須進手術房將攣縮部位用刀劃開（圖37、圖38）。

圖 37 ｜ 手術後膀胱頸結疤攣縮，反造成排尿障礙	圖 38 ｜ 經由膀胱鏡將結疤處切開

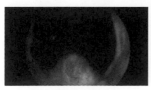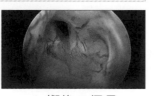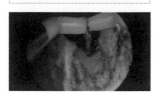

▲ 手術當下　　▲ 術後 6 個月

B. 尿道狹窄

由於手術時，膀胱鏡進出尿道移動的頻繁以及術後放置尿管的創傷，再加上術後偶發的細菌感染，均會對尿道黏膜產生破壞受傷，當在癒合的過程時，有機會發生結疤而使尿道阻礙，尿道

因而狹窄，排尿障礙於焉形成。所以**在手術中要使用潤滑的凝膠，並且減少不必要膀胱鏡的進出、抗生素的使用、手術前尿道擴張，儘量減少手術時尿道受傷害的風險**。典型的術後尿道狹窄症狀是術後排尿甚佳，但逐漸緩慢不暢，和膀胱頸攣縮相同（圖 39、圖 40）。

圖 39 ｜ 術後易出現尿道狹窄部位

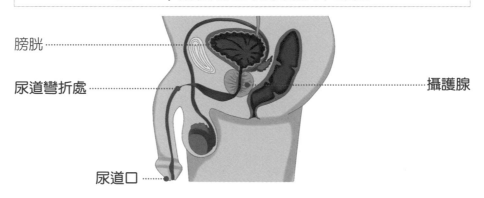

膀胱

尿道彎折處

攝護腺

尿道口

圖 40 ｜ 術後球狀尿道狹窄，經由膀胱鏡將其切開

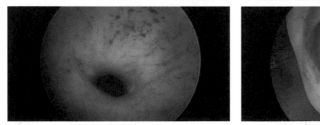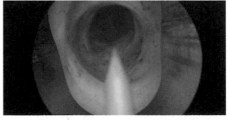

C. 漏尿

在攝護腺下方，骨盆底部有一塊肌肉，可以控制人體排尿，並防止漏尿叫**尿道括約肌**（圖 41），當手術刮除肥大的攝護腺時，如果不小心將尿道括約肌傷害到時，嚴重者會尿失禁，無法控制排尿，就像水龍頭一樣沒拴緊，水一點一滴地在滲出，患者必須穿戴成人紙尿褲。

　　輕微者也會在出力（咳嗽、起身、用力提物品）時，滲出一些尿液。一般病患可以忍受排尿不暢，但無法忍受漏尿，所以這些併發症造成患者非常大的困擾，也使醫病關係緊張。之所以會傷害到尿道括約肌，也就是手術中出血，影響手術部位的清晰，醫生們不小心刮傷了括約肌，影響括約肌的完整。因此**手術中不斷的沖水，以提高視野的清晰是必要的措施**。

圖 41 ｜ 手術傷害尿道外括約肌，易引起尿失禁

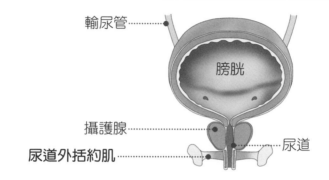

輸尿管

膀胱

攝護腺

尿道外括約肌

尿道

E. 出血（血尿）

　　除了手術中的出血，還有一種叫**延遲性出血**，發生在術後一～四週，原因是**攝護腺手術後刮除的部分**，形成痂塊，之後脫落時底層的血管破裂而出血，但通常只是小出血，會自然復原，自動停止出血。**手術後只要注意不做劇烈的運動（跑步、打球、舉重物、騎車）及多喝水即可**。但嚴重時，血塊會積在膀胱尿道內，阻塞了排尿，必須利用膀胱鏡將血塊沖出並止血。

F. 手術後的頻尿、急尿

　　這屬於排尿刺激的症狀，不是解不出小便，而是過度的膀胱反應，原因是**手術後，攝護腺尿道的表皮及膀胱頸附近的表皮被破壞，產生排尿的刺激症狀**，常有患者手術後，排尿順暢，但反而頻尿、急

尿的症狀加重，就是這個原因。**只要新生表皮慢慢長好，症狀也就隨之緩解**。有些患者在手術前即有膀胱過動的症狀（頻尿、急尿、急迫性尿失禁、夜尿），手術後依然存在，要考慮是否原本即存在膀胱過動症，以上兩種原因皆可使用抗膽鹼藥物（抗毒蕈藥物）。

G. 逆行性射精

　　這是附隨著攝護腺肥大手術後的固有的併發症，大約發生在手術病人 75 ～ 80%。原因是手術時會將膀胱頸部（出口部分）切開，造成膀胱頸部關閉不全。在達到性高潮要射精時，骨盆底部的肌肉陣發性的收縮，使攝護腺後尿道壓力增加，原本壓力增加會迫使精液向前面尿道口衝出，因為膀胱頸的關閉不全，使精液向後方膀胱射出，形成逆行性的射精。這個後遺症對整體生理健康沒太大影響，只是做愛的最後刺激及快感會有不同，對未來還要生育的男性也有妨害（圖 42）。

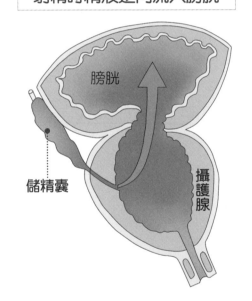

圖 42 ｜手術後膀胱頸敞開，射精時精液逆向流入膀胱

膀胱

儲精囊

攝護腺

H. 勃起障礙

　　這個問題有兩種不同的研究報告結果，有些報告顯示術後反有增加陰莖勃起的能力，也有報告是減少了勃起能力。真正原因尚不明確。**推測是手術中熱能的效果，影響了陰莖勃起的神經**。勃起神經正好位於攝護腺後面緊貼著攝護腺，手術時比較容易受到熱效應傷害。

I. 術後尿液滯留

就是術後排尿依然不暢，尿液滯留在膀胱，必須放入導尿管。這可以分為兩種情形：**一種是攝護腺肥大刮除前膀胱收縮的功能就很差了，縱使膀胱出口的阻力（攝護腺）清除了，但膀胱本身無法收縮，依然無法將尿液壓迫出來。**這就牽涉到手術前必須清楚患者的膀胱功能，術前要仔細評估手術對患者的效益有多大。**另一種情況是手術中沖水太多，膀胱一直處在過漲的情況下，術後呈現膀胱暫時的無力，**只要導尿管多放幾天，待膀胱收縮力恢復後，排尿自然順暢。

J. 重覆再手術

重覆再手術並不是一個併發症的病名或異常病變，只是描述一個事實，當以上的併發症：結疤引起尿道狹窄、出血阻塞排尿等，嚴重時就必須手術處理，或者一開始就是巨大攝護腺，頭一次手術沒有做完全刮除，術後依然有排尿障礙，必須再安排做第二次刮除手術。

這裡必須說明攝護腺手術原則上是畢其功於一役，除非攝護腺太大了手術時間太長，麻醉風險及手術風險高，繼續手術下去對病患會有危險，才會中途終止手術，當然術後效果不能完全達到，須第二次再徹底刮除。

掃我看影片

Ep11. 攝護腺肥大篇
傳統攝護腺手術會造成哪些可怕的併發症？你不得不知道的小秘密喔！

（表 9b）藥物及保守治療流程

男性下泌尿道症狀

擾人的症狀？

無

是

有 → 以夜間多尿為主

無

以儲尿症狀為主

無

攝護腺 > 40ml

是

是 ← 長期治療

① 衛教
② 生活方式改善
③ ± 5 alpha 還原酶抑制劑
④ ± 甲型阻斷劑
⑤ ± PDE5 抑制劑

① 觀察　② ± 衛教　③ ± 生活方式改善

① 衛教
② 生活方式改善
③ ±vasopressin analogue

是 → ① 衛教
② 生活方式改善
③ ± 抗膽鹼藥物／
　 B3 腎上腺接受促效劑

無 → ① 衛教
② 生活方式改善
③ ± 甲型阻斷劑
④ ± PDE5 抑制劑
→ 殘餘症狀 → 加上
抗膽鹼藥物
或
B3 腎上腺接受促效劑

註：1. 儲尿症狀即排尿刺激症狀
　　2. 甲型阻斷劑即 α - 阻斷劑
　　3. PDE5 抑制劑即磷酸二酯酶第五型抑制劑
　　4. vasopressin analogue 即血管加壓素

※ 參考資料：臺灣泌尿科醫學會

【第5章】改良手術裝置

因為傳統的電刀手術（單極電切系統），刮除攝護腺時會出血，影響手術的視野，必須沖入大量液體，且會延長手術時間。所以水中毒、出血、尿道狹窄的併發症，其發生率就提高了。

為了克服以上不好的結果發生，在手術儀器上、方式上就有一些改變突破，期能改進止血方式，提升術中視野清晰度，縮短手術時間，降低手術中及手術後的併發症。

(1) 雙極電切系統的裝置

雙極電切和單極電切系統的手術裝置、技巧及方法幾乎完全一樣，同樣也是利用電切，一片一片將肥大的攝護腺刮下，雙極最大的好處在於使用灌注沖入的水分是食鹽水，是等張性的溶液，縱被患者人體吸收，產生水中毒的風險比蒸餾水低（單極電切系統）。加上雙極電切止血較好，所以可以相對較安全的實行較大攝護腺的手術及較長的時間手術。

根據大型研究報告，使用雙極和單極電切方式比較，術後尿流速、生活品質、症狀改善及殘尿的減少，兩者不分軒輊，一樣的效果，**用雙極電切手術的群體其出血及輸血的比率降低，產生水中毒機會減少，所以對比較大的攝護腺，預估手術時間長的手術，可以選擇雙極電切系統。**

(2) 雷射系統的裝置

過去利用雷射來治療肥大的攝護腺的方式是讓肥大的部位凝結壞死，之後再一塊一塊地脫落排出，這個方式有幾個缺點：

缺點一　對較大的攝護腺無法將肥大的部位徹底清除，需要再次手術的機會高。

缺點二　脫落壞死的組織，經常排出時阻塞尿道，反引起排尿不暢或泌尿道的感染。

缺點三　因為雷射將肥大攝護腺燒灼凝結壞死，沒法獲得正常的攝護腺組織，無法得到病理上的結果。因為有一部分患者的肥大攝護腺中含有癌的成分，用電切的方法，可以早期發現攝護腺癌，但使用凝結壞死的方式雷射，常有延誤診斷攝護腺癌之嫌。

缺點四　利用凝結壞死攝護腺組織的方法，常有一定深度的組織破壞，常引起攝護腺腫脹疼痛、排尿疼痛不適，類似慢性攝護腺發炎的症狀，其術後引發的不適症狀比電切切除攝護腺嚴重。

　　目前常使用的**鈥雷射**（Holmium），不再使用凝結壞死的方式，而是直接用高熱將攝護腺組織汽化，切開，挖出摘除的方式。不但可獲取摘下來的攝護腺組織做病理檢查，也可大量徹底的將肥大部位摘除。更值得一提的是**使用雷射方式，幾乎不出血**（非常少量），沖洗手術視野的水分不需太大量，且沖洗液使用和身體等張（相同滲透壓）的食鹽水，大大減少水中毒的風險。

　　由於出血非常少量，術後第一天就可以拔除導尿管及出院，減少導尿管放置時間，也減少住院日數。同時在手術中，對於以往較大的攝護腺，使用傳統的單極電切方式，出血量多（甚至要輸血），沖洗水分相對提高，水中毒的機會提高。使用雷射的方式，可以安全地避開以上危險因素。

　　很多文獻提出鈥雷射摘除及傳統上單極電刀切除攝護腺的比較，顯示出無論在最大尿流速的增加、殘尿的減少、症狀自我評分及生活品質的改進均相同，尤其**使用雷射方式**，更能減少出血，**降低輸血機會，放置導尿管的時間減少，住院時間減少**，唯一手

術時間比單極電刀切除方式長一些。使用雷射手術更在一些必須使用抗凝血劑的病患特別有好處，不只減少出血的機率，甚至不需在手術期間停止服用抗凝血劑。

　　手術中的併發症減少，水中毒及出血併發症較少，已如前述。手術後的併發症；如膀胱頸攣縮、尿道狹窄、術後膀胱的刺激症狀（頻尿、急尿、漏尿）、逆行性射精，均和單極電刀切除方式發生率相同。

　　綜合而言，利用雷射摘除肥大的攝護腺，其臨床上效果和用單極電刀切除的方式相同。最大好處，**雷射並可以減少水中毒、出血的情形，減少放置尿管的時間及住院時間，其術後的併發症比率**（尿道狹窄、膀胱頸攣縮、射精障礙）**和單極電刀相同。**

　　最近還有**鉈雷射**（Thulium）的問世，其雷射波長和釹雷射相接近，使用方式技巧也相同，效果也和釹雷射相同，術中、術後的併發症也和釹雷射相似，就不再贅述。

(3) 綠光雷射（Potassium-Titanyl-Phosphate，KTP）

　　綠光雷射是由早期鉀雷射衍進而來，由於其發出綠色的光，故名之為綠光雷射，早期鉀雷射用於肥大的攝護腺，主要是利用凝結壞死組織的方法，它燒灼破壞的深度很深，術後病患常常解出壞死的組織凝塊，三不五時阻塞尿道，又易引起尿道感染，且頻尿、急尿的症狀嚴重，這是早期使用的雷射共通缺點。

　　近年綠光雷射增加其能量，讓放出的雷射，直接將組織汽化，減少上述之缺點。**綠光雷射是由光纖側邊放射出，使用上如同掃帚掃地一樣，來來回回將肥大的攝護腺汽化，它不具有切割及挖除功能。**使用方式上和釹雷射及鉈雷射不同（圖43）。

圖 43 ｜ 經由綠光雷射汽化手術，打通攝護腺尿道

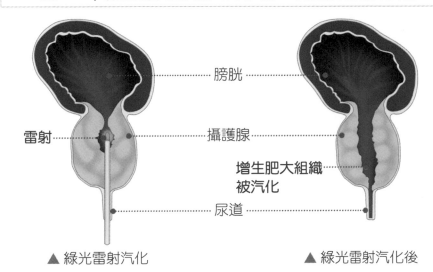

膀胱

雷射

攝護腺

增生肥大組織
被汽化

尿道

▲ 綠光雷射汽化　　　　　　　▲ 綠光雷射汽化後

　　綠光雷射在使用上，組織較不出血，使用生理食鹽水當沖洗液，手術視野清爽，術中出血輸血幾乎是零，也大大降低水中毒風險，術後放置尿管時間縮短，住院日數減少。最近新一款的綠光雷射，其輸出功率高，大大提升手術效能，可減少手術所需時間。

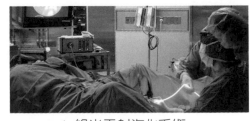

▲ 綠光雷射汽化手術。

　　綠光雷射是一層一層的將肥大攝護腺汽化掉，如同大石頭一層一層磨損其表面來減少其體積，手術時間比傳統單極電刀長，而綠光手術後，必須再次手術的比率也比傳統的方式高些。至於**手術後的效果，最大尿流速、排尿症狀、生活品質及殘尿均和單極電刀手術相同**，但因為是不斷一層一層燒灼，在攝護腺最終介面上仍然會存有凝結壞死的組織，病患術後排尿疼痛及急尿，甚至泌尿道感染的機會比傳統電刀高。

從十幾年前，國內開始引用綠光雷射汽化肥大的攝護腺，由於綠光只有汽化作用，無切割、挖除的功能，所以要達到等同傳統電刀刮除的效果，必須花費較多時間，有時對較大的攝護腺無法手術完全徹底，再次手術比率高。

接著鈥雷射、多波光雷射的引進醫療市場，方式是利用汽化的原理，做切割及挖除的效果，增生的攝護腺就一塊一塊的被挖下沖入膀胱，待手術完成後再將沖入膀胱的塊狀攝護腺絞碎吸出體外，這方式的手術速度很快，挖除徹底。**本人總共有 500 多件案例的經驗，茲將個人經驗，比較傳統電刀手術和鈥雷射手術的優缺點**（表 10）。

（表 10）傳統電刀攝護腺刮除手術和鈥雷射攝護腺手術比較（個人經驗）		
手術方式	傳統電刀攝護腺刮除術	鈥雷射汽化切割挖除術
手術時間	較長	短
手術中出血（輸血）	會發生（偶爾）	幾乎不出血（不需輸血）
沖水量	大	小
手術中電解質不平衡（水中毒）	可能性高	可能性低
麻醉風險	一般	較低
術後導尿管放置	約 2～3 日	1 日
住院時日	約 4～5 日	約 3～4 日
術後感染	低	低
尿道狹窄	低	更低些
逆行性射精	70～80%	70～80%
費用	健保給付	自費約 16 萬

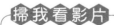

 攝護腺肥大篇
攝護腺肥大之手術 Q & A 詳細重點篇！
男人啊這篇你不得不看啊！

　　右頁的比較表是個人十幾年手術經驗結論，某些教科書或文獻上的比較結果和我的不太相近，比如：大部分文獻或醫師報告手術時間上，傳統電刀比較快，雷射反而慢些。我個人經驗是使用雷射的初期（約 50 例）手術時間是比傳統電刀慢，待技術更熟練時，雷射方式手術就快速了。

　　還有以往報告使用雷射會有凝集壞死組織慢慢脫落排出體外，甚至引起尿道阻塞的缺點，另一缺點是沒有切下來的攝護腺組織可供病理檢查，如果有隱藏的攝護腺癌將無法早期診斷。隨著雷射使用方式的改變，現在使用汽化切割挖除方法，上述缺點已不存在。

總結

　　隨著時代科技的進步，外科醫師使用的武器也日新月異，朝著效果好、併發症低、患者恢復快安全性高的方向努力。不論是傳統單極電刀和最近雷射手術對攝護腺肥大治療，均是很好的選擇，沒有任何一項方式是百分百零風險，百分百達標的。方式的選擇是依醫師的熟悉度、技巧方式、病患的狀況（其他慢性病、攝護腺大小、排尿症狀嚴重度、抗凝血劑的使用），綜合判斷來選擇一項最佳的手術方式來治療。

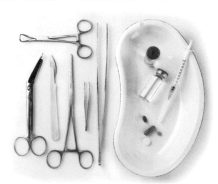

掃我看影片

Ep12. 攝護腺肥大篇
擾人的攝護腺肥大「免驚」！手術的最新選擇
（內含手術影片請自行斟酌觀賞、不血腥）

【第6章】其他手術方式

(1) 腹部開放式手術

　　腹部開放式手術（開腹手術）摘除肥大的攝護腺是一種早期的方式，在過去光學科技及內視鏡技巧還不發達進步的時候是常用的手術方法，尤其在攝護腺過大的患者（大於 75 公克）。

　　在當年使用光學內視鏡方式刮除肥大攝護腺所需時間太長，併發症高，採用腹部開放式手術摘除反而是比較安全方法。但現今科技手法的進步，經尿道手術方式已可取代開腹式手術，大大提升安全，成為方便性高、效果好且併發症低的手術，廣為泌尿科醫師採用，腹部開放式手術目前已經很少採用。

　　腹部開放式手術的方法是在恥骨和肚臍間直接劃開，從恥骨後方進入，不進入膀胱，切開攝護腺的包膜，直接用手指掏出增生肥大的攝護腺，或從膀胱進入，由膀胱攝護腺交接處的頸部切開，並用手指掏出肥大的攝護腺（圖 33）。後者由於可進入膀胱，如有膀胱結石、憩室可一併處理。對於兩腿關節僵化，無法張開以利內視鏡手術的患者，也可選擇腹部開放性手術。

　　這種手術是利用手指一口氣將增生肥大的攝護腺部分掏出，會比內視鏡電刀切除完全、徹底，所以復發的機會小，再次手術機會跟著也減少。但手術後的疼痛感強烈，導尿管要放置至少一星期，住院需要 7 ～ 14 天。

(2) 其他低侵襲性手術或處置

　　內視鏡單極電切的手術是目前採用較多的手術方法，其效果及併發症如前所述。為了達到手術效果且又降低術中、術後患者的併

發症，於是一些較低侵襲性的手術逐漸被提出，讓患者及醫師有另一項的選擇。**基本上這些低侵襲性的手術效果不如傳統的內視鏡單極電切手術，且之後需再次接受電刀刮除或雷射手術的比率較高，但它確實可降低併發症的風險**，尤其為年老體衰、不適合長時間或較大侵害性手術患者，可以選擇這一類低侵襲性的手術。

A. 經尿道微波高溫治療

基本原理是利用電磁波放射出的熱能，將肥大的攝護腺細胞破壞或使其凋亡，最後達到萎縮、縮小、減少整體的體積，緩解肥大阻塞的程度，也有學者認為除了上述作用，還有減少了交感神經的密度及敏感度，類似服用 α-阻斷劑治療的效果。在操作使用上非常方便容易，不需要住院，病人恢復快，只需要局部麻醉即可，對於身體屨弱，高風險的病人，或不願接受手術的病人，可以考慮此項措施治療。

操作方法是放入導尿管，在攝護腺部位的那一段尿管上裝置有發射微波的設計（圖 44），**因為會產生高溫**（大約 60 ～ 70 度 C），**不希望發射到其他部位**（大腸、尿道外括約肌、膀胱頸），**近年來設計上有同時冷卻系統，安全性更提高。**

有裝置心律調節器、人工陰莖、人工尿道括約肌、全髖關節置換的患者，不適合這種治療措施，因怕電磁波能將這些裝置破壞。曾接受攝護腺切除患者也不適合，因為無法確定放置發射台位置是否正確，太大或太小的攝護腺也不適合，因為太小者，熱能可能傷到附近組織，太大則熱能無法有效處理。

不論症狀改進程度，尿流速的進步均不如傳統電刀手術，而且微波後短期內（一年）效果不錯，以後逐年遞減，最後還是要嘗試其他治療方法，據統計微波後第五年，29% 的病患去接受其他方式療法，這些病患中有三分之一最終還是接受手術。

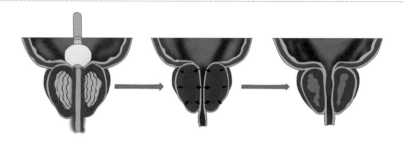

最值得一提的是方便、容易、不用住院、併發症小、病人恢復快、無上麻醉風險及無手術出血、輸血、水中毒的風險，但是尿管要放置 7 ～ 14 天，易感染、頻尿、急尿的比率高，且未來必須再治療機率高。**對麻醉手術風險高的年長患者，不失為一項選擇。**

B. 經尿道針刺燒灼療法

這是一種利用膀胱鏡直視下，朝向肥大的攝護腺直接導入針頭，並接上高頻放射能量，這能量可產生熱能，大約 100 度 C，燒灼攝護腺，使產生凝集壞死，最後變成空洞，減少攝護腺的體積，來達到改進排尿的障礙（圖 45）。

圖 45 ｜經尿道針刺高溫治療，攝護腺壞死萎縮，緩解壓迫阻塞

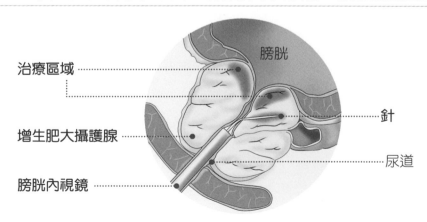

治療區域

膀胱

增生肥大攝護腺

針

尿道

膀胱內視鏡

因為治療過程不超過一小時，只需局部麻藥，結束後即可返家，尿管放置 1 ～ 3 天，患者 2 ～ 3 天後可正常工作。最大好處是幾乎不出血、不需輸血、無水中毒的風險。另外，因為沒有切割攝護腺尿道的表面，及未傷害到膀胱頸部，所以處置後較不會有頻尿、急尿、失禁及逆行性射精的副作用。但缺點是，其處置後的效果，不論在排尿症狀、生活品質改善上，尿流速上均不如傳統電刀手術，而且未來追蹤，必須再尋求它種治療的機會很高。

根據一項統計，處置後一年內，有百分之三十的病患需再接受經尿道攝護腺電刀刮除手術。總之，**經尿道針刺加熱縮減攝護腺的方法，可以考慮使用在年紀大，身體多共病，不適合較侵入性手術或不適合全身，半身麻醉的病人。**

C. 電刀劃開攝護腺

基本上和傳統電刀刮除肥大攝護腺的原理相同，刮除術是通上電流，利用電刀一片一片將攝護腺切除，打開阻塞的尿道，電刀劃開術不用切除，只利用電刀劃開攝護腺，將攝護腺包膜切開，鬆弛整個包膜，減少尿道的壓迫。因為沒有切除，只適合用於攝護腺較小，但尿道內壓力增加（膀胱出口阻力增加）的病患（圖 46）。

手術時間短，出血少，大部分病患仍保有正常的射精功能。**對於還想要生育的病患是可以選擇的手術。**但和傳統電刀刮除方式相比，此種劃開手術的效果就遜色些，而且未來再接受刮除方式的手術機會很高（圖 47）。

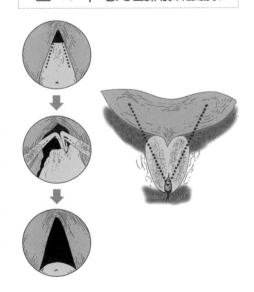

圖 46 ｜電刀劃開攝護腺

圖 47 ｜經尿道電刀劃開攝護腺

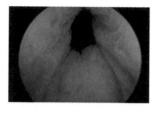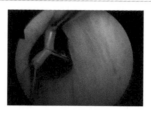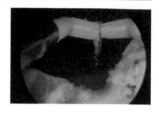

D. 攝護腺尿道支撐架

曾有病患問我，攝護腺肥大壓迫尿道，造成排尿的阻塞，就如同血管壁增厚，血栓等造成血管阻塞，在心臟上有冠狀動脈內壁支撐架，來改善血流，減少心肌缺血的情形，尿道的阻塞是否也可放入一寬大的支撐架，強迫攝護腺尿道的管徑擴大？的確這是很合邏輯的想法，且放入支撐架比其他治療的方式容易、簡單、理應併發症小、使用廣泛方便，且病患不用太辛苦冒風險接受刮除手術（圖 48）。

在臨床上，早就有人嘗試這種做法，且也推出商品化的器材，剛開始時，很多醫生採用支撐架替病患裝置，尤其不適合手術的病患。後來這種方式逐漸被遺棄，原因是常造成一些併發症，且失敗率高，常常必須取出支撐架。

圖 48 ｜攝護腺尿道支撐器

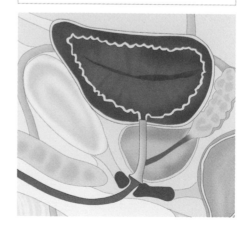

據統計約 47% 的病人最終還是取出支撐架，這支撐架是金屬網狀態樣，放入後，尿道上皮會從網線中長出，如果長的不平均會形成硬殼，類似結疤，反造成阻塞及排尿不適，且放入的支撐架也會有移位的可能，大部分醫師後來放棄這

種方法，盡可能選擇其他方式的治療，只保留給非常屏弱且餘命有限的病人，維持小便暫時性通暢即可。

E. 攝護腺尿道氣球擴張法

利用經尿道放入一有氣球裝置的導尿管，加壓充滿氣球以便撐開被攝護腺壓迫的尿道，導尿管及氣球移除後得以使排尿舒暢快速，由於攝護腺本身並未得到任何處置治療，效果只是暫時性的，最終還是會回到原來阻塞的情形。

F. 攝護腺拉提術（UroLift）

利用膀胱尿道鏡，在攝護腺尿道內向一側方向（1～2點或10～11點），由內向外側攝護腺包膜像釘書針一樣將幾根「釘子」釘進攝護腺，就能把攝護腺組織往兩側拉開，擴大尿道口徑，從而改善排尿流速。對於攝護腺組織既不須切除也不須破壞（圖49）。視攝護腺大小決定使用多少根「釘子」。對於藥物療效不佳，卻又不適合手術的病人而言，多了一個安全有效的選項。

圖 49 ｜攝護腺拉提術

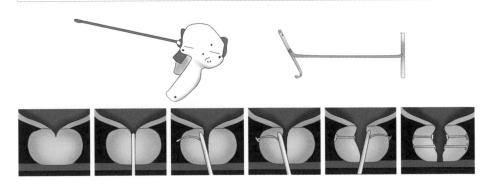

統計上顯示，症狀及尿流速均有進步，因不傷害尿道的內膜及膀胱頸，所以處置後比較不會有刺激的症狀（頻尿、急尿、漏尿），及較不會有射精的障礙。由於還是比較新的處置方式，長期的效果和後遺症還需要時間來證明。

G. 攝護腺栓塞

任何組織器官均有特定的動脈血管供應血流養分，以維持組織器官的新陳代謝及生存，如果將這些特定的動脈栓塞，使組織或器官缺乏滋養的血液供應，這些組織或器官就會因缺血失養而壞死、萎縮。臨床上常用這種理論方法治療某些癌症腫瘤。利用這個概念，一樣應用在攝護腺動脈，期能使攝護腺縮小，改善排尿的症狀（圖50）。

圖 50 ｜攝護腺動脈栓塞術

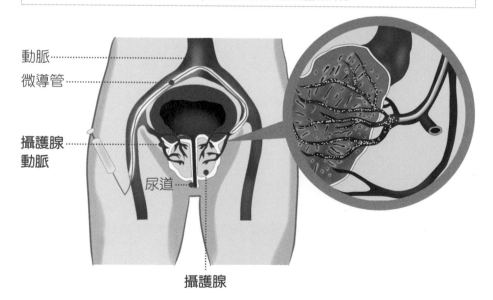

動脈
微導管
攝護腺
動脈
尿道
攝護腺

攝護腺動脈栓塞在 2000 年首次提出，到 2010 年以後才陸續有文獻報告，大約可使攝護腺體積縮小 18％左右，尿流速及排尿症狀確實有進步，但不如傳統電刀刮除效果好，栓塞後偶爾會有骨盆腔疼痛、直腸疼痛及精液含血的併發症。

另外定位攝護腺動脈是個大考驗，年長者的動脈常常硬化、彎曲、粥狀物沉澱，再加上攝護腺動脈的來源走向常常變異性很大，除非十分有經驗的醫師，要操作定位最適當的栓塞位置非常困難。目前還須很多的臨床報告及對比實驗，及長期追蹤結果，才能更明瞭攝護腺動脈栓塞的角色及價值。

H. 攝護腺內注射

利用膀胱尿道鏡或經由會陰部穿刺入攝護腺內注射某種物質使攝護腺縮小，來達到治療排尿障礙的症狀。這個物質曾經使用過酒精，近年來有些醫師嘗試肉毒桿菌來注射到攝護腺內。

這個治療方式，操作上方便、容易，對病患侵害性小，風險低。使用酒精注射是使攝護腺細胞凋亡，減少攝護腺體積，大約可減少 30% 的體積，排尿症狀及尿流速均有進步，但如同其他的低侵害性治療方法，大約有 26% 的病患注射後仍必須尋求其他治療方式。注射酒精後大約有 20% 的人會有血尿、頻尿、急尿、疼痛，甚至暫時性尿滯留的副作用。

對於肉毒桿菌的注射，大部分學者認為作用可使攝護腺體積縮小，但在臨床實驗上，其治療效果，不論在症狀、尿流速及攝護腺縮小的程度，均和對照組相似，意思就是並沒有臨床上實質上助益。這是需更進一步的研究。

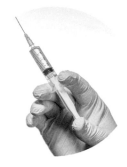

(3) 導尿管的放置或恥骨上膀胱造口術

　　某些情況之下，不去處理增生肥大的攝護腺，而是採取最簡易的放置導尿管，定期更換導尿管即可，只要求尿液能流出來，維持腎臟功能就可以了。通常採取這種方式處理的病人都是非常虛弱，久病在床、肢體僵硬、神智瞻望、無法表達，甚至飲食都是灌食，不能期待其自行解尿，也談不上長期留置導尿管對其生活品質影響。能將尿排出體外，用最簡單方法就好（放置導尿管），但有時長期留置導尿管也有感染的風險，也可採用恥骨上膀胱造口術，以後定期在造口處更換導尿管。

案例一

　　有位陸軍少校軍官，因為一次演習翻車，造成了脊髓損傷而下半身不遂，排尿機制受到傷害，尿液無法解乾淨。放了導尿管，評估後應長期置放導尿管，遂改為從下腹部恥骨上膀胱造口，直接從腹部放置一導尿管，每月定期更換。但這位軍官並沒有如期更換，常三或五個月才來更換，通常都是管子阻塞不順暢或膀胱發炎了，尿液都有惡臭味了才來。

　　甚至有幾次，膀胱內沿著管子結滿石頭，必須手術進行碎石，才能將導尿管拔出更換。直到有次引起膀胱感染引發兩側副睪丸炎，造成他心律過速，全身不適。最後終於聽話，每月定期更換膀胱造口的導尿管，之後就沒發生泌尿道感染、結石也就不曾出現了。

案例二

有一位同事來問我，她父親高齡 90 歲，排尿有問題，常常因為泌尿道感染而掛急診或住院治療，問我是否應該接受攝護腺手術，她父親住在台北，旅途遙遠直接找我診治很不方便，遂介紹某家醫學中心去看診。幾天後她告訴我：「父親並沒有接受手術，只在膀胱上面造了口，放了一條導尿管，醫生說定期更換尿管即可」。她擔心父親平常都帶著一根導尿管，生活上很不方便，且會不會引起細菌感染？經詳細詢問，原來他父親心肺功能極度不好，平時就常常氣喘，行動遲緩，生活上已請外傭在專門照顧。

我心裡明白她父親是不適合上麻醉動刀的案例，因為風險太高，一旦手術可能立刻就會有危害生命的併發症，所以採取簡單的恥骨上膀胱造口術，只要尿液能順利引流出來就好了。縱使生活上有些不便，也比反覆排尿不出、尿滯留、尿路感染來的好些。我把上述緣由告訴她，並解釋長期放置尿管（恥骨上），並不會加重細菌感染，只要定期更換新的尿管即可（圖 51）。

圖 51 | 恥骨上膀胱造口術

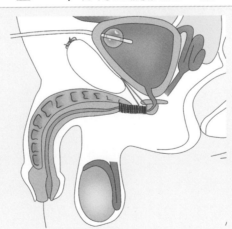

有位王先生，89 歲，中風過兩次，長期臥床兩年，神智半昏迷，長居本院長照中心。一天被推到門診會診，主要原因是尿道有一深長的潰瘍。經看診詢問後知道王先生在第二次中風後，沒法再行動，也在那時候放置導尿管。兩年來也定期更換尿管，導尿管是從正常尿道放入膀胱，長年下來導尿管一直長期磨損尿道口，造成潰瘍，類似滴水穿石，整個陰莖尿道被硬壓出一長道裂口，尿道的開口變為接近陰莖根部。由於須長期放置導尿管，又必須防止併發症加重，建議家屬改換成恥骨上膀胱造口手術，並放入導管。

當攝護腺增生肥大須接受手術的病人，有些人都是高齡或有其他慢性病纏身，並不是都能順利接受手術的，如案例一的病人，這時考慮到長期放置導尿管，解決排尿問題。放置導尿管雖是很簡單的處置方式，我們還是把這種處置方式擺在最後一線，窮盡所有辦法後無法自行順利排尿時，才考慮使用。因為長期放置導尿管會引起生活不便，照顧上困難，更重要是引發併發症。長期經尿道放置導尿管，最常引起尿道發炎、尿道口潰瘍、球狀尿道瘻管（尿道破口和皮膚外相通），為了避免這種併發症可採用恥骨上膀胱造口術，直接從下腹皮膚造口放置導尿管，避開尿道的併發症。

不論是經由尿道或下腹部恥骨上膀胱造口放置的導尿管，都是有可能遭外界病菌侵入的管道，加上尿液中的沉渣及鈣的沉澱，均為膀胱感染發炎結石的原因，為了防止這種併發症，必須定期更換導尿管，例如案例一。目前不論長照中心或居家護理這等醫療區塊，直接到府定期更換導尿管是主要工作項目，可以方便行動不良的患者或家屬減少舟車勞頓。

結論

　　攝護腺增生肥大的治療方式有許多種，治療的核心原理就是
將攝護腺內壓迫尿道部位移除或縮小，減少尿道的壓力。諸多方
法還是以電刀或雷射去除阻塞部分的攝護線為主軸，效果最好。
由於需要治療的病人大部分都是年長男性，常常合併一些共病，
接受手術時風險提高，併發症也高升。所以有了低侵害性或最小
侵害性的方式來取代傳統電刀的切除手術，讓病人風險降低，也
能得到排尿障礙的治療。

　　但這些低侵害的治療方式，臨床效果不及直接切除的好，且
未來再二度接受其他方式的治療機會高。對非常孱弱久病在床，
不能期待自行排尿的患者，選擇長期放置導尿管或恥骨上膀胱造
口，維持腎臟功能即可。諸多治療方式中，醫師可以依據病患的
身體狀況，選擇最適合的治療方式。

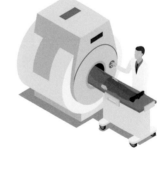

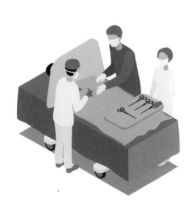

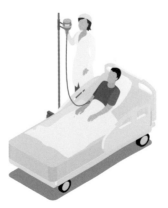

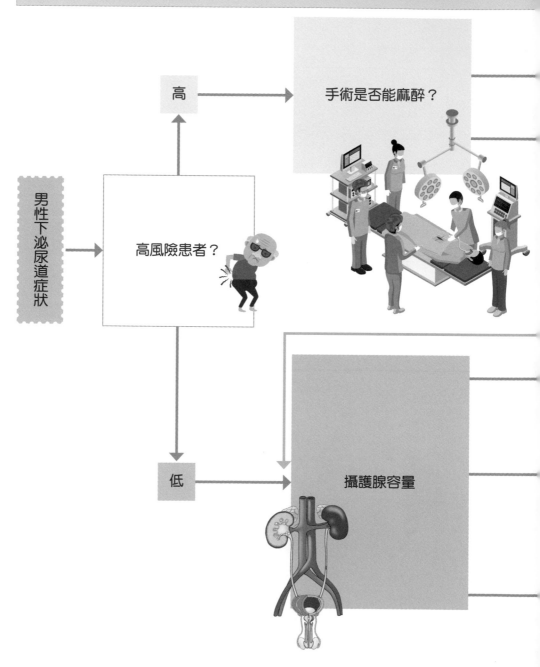

高

手術是否能麻醉？

男性下泌尿道症狀

高風險患者？

低

攝護腺容量

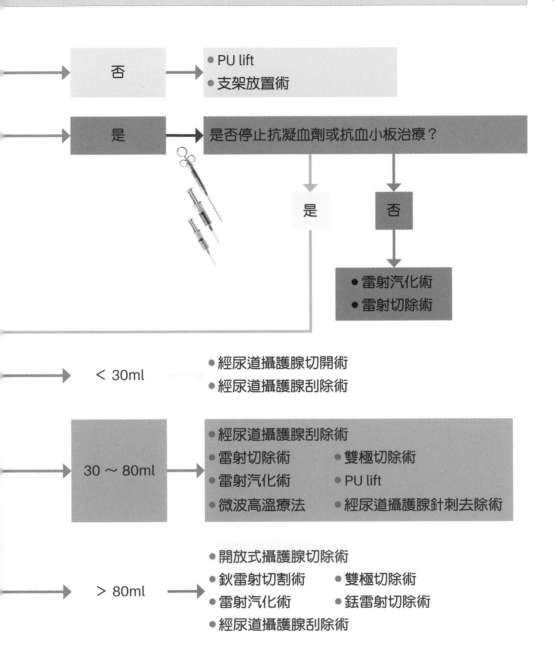

否 → ● PU lift
    ● 支架放置術

是 → 是否停止抗凝血劑或抗血小板治療？

是

否

● 雷射汽化術
● 雷射切除術

< 30ml → ● 經尿道攝護腺切開術
        ● 經尿道攝護腺刮除術

30 ~ 80ml → ● 經尿道攝護腺刮除術
           ● 雷射切除術   ● 雙極切除術
           ● 雷射汽化術   ● PU lift
           ● 微波高溫療法   ● 經尿道攝護腺針刺去除術

> 80ml → ● 開放式攝護腺切除術
        ● 鈥雷射切割術   ● 雙極切除術
        ● 雷射汽化術   ● 銩雷射切除術
        ● 經尿道攝護腺刮除術

註：PU lift 即攝護腺拉提術 (Urolift)

※ 參考資料：臺灣泌尿科醫學會

【第7章】手術後必須注意的事項

前面介紹了一些**攝護腺增生肥大**的手術治療及處置，如果患者能接受手術及適合手術，大部分醫師還是採取經尿道**攝護腺肥大電刀刮除術**或雷射汽化切除手術較多，所以討論攝護腺肥大手術後的注意事項就以這兩種手術為範本，其實其他侵入性低的手術或處置的後續事項也大同小異。

當接受**攝護腺肥大電刀刮除術**或雷射汽化切除手術後，在攝護腺尿道上會產生電刀刮除或雷射燒灼後的傷口，這些傷口必須假以時日才能癒合恢復成正常的泌尿上皮，在恢復期間，裸露的組織，對膀胱和攝護腺會導致刺激反應，臨床上表現成頻尿、尿急，甚至尿失禁（急迫性或壓力性），**泌尿上皮重生過程中，亦可能有術後結痂脫落，出血（血尿），這期間大約一～二月，所以術後這段期間必須耐心等候，避免憋尿、便秘、少做劇烈運動等。**

前面列舉了一些手術後的併發症，除了逆行性射精屬於固有存在的後遺症，在手術的那一時刻就造成了，其他的併發症不外乎就是出血、感染、發炎、結疤狹窄，所以術後患者必須注意提高警覺有無併發症出現。另外還必須生活型態飲食上的調整，避免增加併發症出現的機率。攝護腺增生肥大的手術，**絕大部分患者會採取經尿道攝護腺電刀刮除術或經尿道雷射汽化切除手術。**以下就特別提醒術後該注意的事項。

(1) 手術後必須馬上回醫院的情形

剛接受完手術，攝護腺內部及膀胱頸部的傷口，會引起刺激的反應，如：小便次數多、急尿、小便疼痛或輕微血尿，這是手術後常見現象，待內部傷口癒合，上皮長全後，症狀自然緩解，

一天會比一天好，大約需 2 個月左右。但是若發生下述四種嚴重情形，則必須立即到醫院找醫師診療：

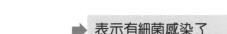

① 持續性或間接性發燒、發冷　➡ 表示有細菌感染了

② 突然性解尿型態改變，解尿變滴滴答答，或完全解不出來，並接著出現下腹部悶脹　➡ 表示急性尿滯留

③ 大量血尿、血塊、尿液顏色越來越鮮紅，多喝水無法改善，甚至解不出來，下腹悶脹起來　➡ 表示急性出血，血塊塞住膀胱出口、尿道

④ 頻尿很厲害，有時解尿疼痛困難，甚至睪丸腫脹疼痛　➡ 表示有細菌感染了

(2) 術後生活注意事項

除了提高警覺注意是否有必須馬上回醫院的大出血及感染情形外，病患還必須遵守一些生活行為模式，以減低手術後排尿不適感及併發症：

- 排尿：2 ～ 3 小時要排尿一次，不要憋尿，避免尿液滯留膀胱發生急性尿滯留。

- 排便：不要用力解便，以避免嚴重出血情形，有便秘或硬便時，多吃高纖食物、蔬菜水果，多喝水或服用輕瀉軟便的藥。

- 飲食：多蔬菜水果，勿進補，如當歸、人蔘，避免出血。不喝刺激性飲料，如：咖啡、酒、濃茶。水分要多喝，每天約 2500 ～ 3000cc，如果有心臟病、腎臟病的人要依專業醫師指示。

- 平日活動：兩個月內勿做劇烈運動及粗重工作，避免出血。不要久坐，一小時候要起身活動走走五分鐘。不要騎自行車、機車，也不要被載，不開車，且不提重物、不抱小孩。

- **不劇烈咳嗽**：劇烈咳嗽會突然增加腹壓，手術剛除去攝護腺壓迫的阻力，突然的腹壓上升，會造成壓力性尿失禁。且咳嗽出力也會造成**攝護腺**術後部位有出血的機會。

- **不跨坐、久蹲、跑步、游泳或長途旅行**：跨坐會使外在會陰部的壓力直接上傳至**攝護腺**，致使在術後攝護腺內部的傷口出血。久蹲也是會有會陰部底部肌肉張力增加，增加傷口有出血的風險。而跑步、游泳及長途旅行均屬於較劇烈的活動，不宜在術後立刻活動，以免造成出血。

- **性生活**：手術後兩個月可恢復，注意有逆行性射精現象，精液不從尿道口流出，流入膀胱，解尿時隨著小便排出，不影響健康。

- **平時服用的藥物**：繼續服用，抗凝血劑（手術時必須暫停服用），並依醫生指示恢復使用。

結論

接受攝護腺增生肥大電刀刮除或雷射汽化切除手術後，必須嚴格遵守上述的注意事項，有必須馬上回醫院的狀況不能延遲，最好就到急診緊急處理，其他生活行為的調適也很重要。最常見到術後返家，隨即開始開車、跑步、爬山、蹲馬步、練武術等患者，結果就出血造成血塊阻塞，排不出尿來，而必須進入手術房內沖洗血塊。

【第8章】神秘的草藥能治病嗎？

　　在東方民族由於使用中藥、偏方、祖傳秘方及草藥治療疾病的歷史非常久遠，生活上長期受祖先傳承的經驗影響，甚至一些偏方治好大病的傳說不絕於耳，大多數人們都相信傳統中藥及草藥的效果。碰到任何疾病，不論在西醫診治前後，都願意嘗試或主動尋求傳統中草藥治療。

　　不例外的，在攝護腺肥大增生後引起的排尿障礙，有多數患者都主動尋求中草藥的治療，最明顯的例子就是南瓜子、茄紅素對排尿障礙的治療，這一直在患者中流傳著。門診看診病患，通常在拿了西藥後，最後都會拋下一句，「醫師，除了吃西藥外，還有什麼平時保養或讓攝護腺縮小的食品嗎？」可見縱使在使用西藥治療的患者，心中也渴望能有有效的中藥草藥來治療。

　　令人驚訝的是在西方歐美人士，也對草藥治療攝護腺肥大引起排尿障礙非常熱衷，甚至每年所花費的金額接近正規使用的 α-阻斷劑及 5-α 還原酶抑制劑的總金額，可見西方人也很流行草藥治療攝護腺疾病。究其原因可能這類草藥是自然植物，並非合成化學加工的藥物，去除了使用上安全及副作用疑慮，加上這類草藥在西方國家界定為食品類，非藥類，管控上比較寬鬆，不須醫師處方，任何人在超市、藥房均可買到。

　　重點是這些草藥含有什麼成分，使它們能改善排尿症狀。這些成分在醫學科學理論上如何使排尿改善？在真實使用上有效嗎？西方人士常用的草藥主要來自某些特定植物的根、種子、樹皮的萃取物，這些萃取物中含有植物固醇（Phytosterols），包括 β-谷固醇（β-Sitosterol）、植物雌激素（Phyto-estrogens），包括

游離脂肪酸、萜類化合物（Terpenoids），包括凝集素（Lectins），這些內含物被認定是主要效果作用物質。

在醫學上大多數學者認為這些物質具有抗發炎的作用，5-α還原酶抑制功能及改變生長因子（growth factor）作用，也就是能抑制攝護腺的增生肥大，進而能治療或預防攝護腺的疾病。但大部分的研究都在人體外或實驗室中所得結果。

大家最關心的是，到底臨床上人類使用了有沒有效果？是否真能當成治療及預防攝護腺肥大及其症狀呢？我們必須先從臨床實證的角度去探討，當一個發明的新藥或物質是否能對疾病治療預防上有效果？就必須經過嚴格的醫學驗證，包括大量人數的人體實驗才能得知。

人體實驗上，必須有隨機、雙盲、安慰劑比較的實驗方式。所謂雙盲就是給藥一方和使用藥物一方都不知服用的藥物是真藥或是安慰劑，這是去除掉雙方對效果的偏頗傾向。最後完成人體實驗，由第三方來比較藥物和安慰劑的效果及副作用，通常稱為解盲。

當解盲完後，確認某藥的效果（efficacy）和副作用後（Safty），還要看他的耐受度（tolerability），所以有時還必須做延長階段的藥物服用實驗，看藥效是否持續，副作用有無增加，服用藥物者有無不舒服不愉快的感覺（如過敏、胃腸不適、使用不方便），是否自動提早停止使用，服用者的依從性。

經由以上嚴格驗證，才能認定某藥效用優於安慰劑，副作用低，所以要回答上述草藥對攝護腺肥大及其症狀，有無治療預防的功效，就必須經由嚴格實驗認證才能確準說明某一藥物的效果。以下是幾種國外常用草藥介紹（表12）。

（表 12）常用草藥介紹

中文名稱	英文名稱	商品名稱
1. 鋸棕櫚漿果	Saw palmetto berry	Permixon
2. 非洲刺李	African plum tree 學名：Pygeum africanum	Tadenan
3. 南非星草	South African Star Grass 學名：Hypoxis rooperi	Harzol
4. 茄紅素	Lycopenes	
5. 賜護康	Rye pollen 學名：Secale cereale	Cernilton
6. 南瓜子	Pumpkin seed 學名：Cucurbita pepo	
7. 多重類胡蘿蔔素	Multi- Carotenoids	MCS 萊得特

（1）鋸棕櫚漿果（Saw palmetto berry）

　　鋸棕櫚（Saw palmetto）（Serenoa repens）是西方人用於治療攝護腺肥大，下泌尿道症狀最為廣泛使用的一種草藥，也是接受了許多臨床實驗及生化分析的一種草藥，它最早在西元前 15 世紀，就有記錄埃及人使用它來治療排尿症狀。18 世紀時，美國佛羅里達州的原住居民使用它來治療排尿障礙、陰莖勃起及生育的問題。在 20 世紀的前半期，它甚至列入美國官方版的藥典中。隨後在歐洲也廣泛流傳起來，據報導目前在美國就有 200 萬人在使用。

　　大家認為**鋸棕櫚的漿果中含有主要作用物質是脂肪酸、長鏈酒精、β - 谷固醇（β-Sitosterol）**。醫學上學理的作用是抗男性賀爾蒙，抑制 5-α 還原酶，減低攝護腺內男性睪固酮刺激；抑制生長因子，鬆弛下泌尿道平滑肌，及抗發炎的機制來達到緩解症狀。

大家最關心的還是臨床上到底對患者有無幫助，最近一些大型的人體實驗研究結論提到在排尿障礙症狀改善，最大尿流速上，及減小攝護腺大小上，**鋸棕櫚並不比安慰劑來得好，簡單一句話，就目前所得資料，鋸棕櫚對攝護腺肥大的症狀並沒有預期效果。**

(2) 非洲刺李（Pygeum africanum）

過去雖然有許多文獻支持非洲刺李（Pygeum africanum）（African plum）（Tadenan）**對攝護腺疾病治療的效果，但經由嚴格醫學人體實驗審查，這些文獻缺乏大量樣本，實驗時間不夠長**，沒有雙盲隨機，沒有安慰劑的比較，所以不能斷定它的療效及安全性，未來還需要更大量更完整的人體實驗才能得知結論。

(3) 南非星草（Hypoxis rooperi）

南非星草（Hypoxis rooperi）（South African Star Grass）（Harzol）**主要含有 β-谷固醇（β-Sitosterol），過去有學者報告對攝護腺疾病有幫助，但同樣的缺少嚴格的人體實驗驗證，仍需要未來的更精確嚴格的實驗才能定論。**目前研究顯示並沒有比安慰劑組有更好的療效。

(4) 茄紅素（Lycopenes）

茄紅素，是類胡蘿蔔素一種，具有抗氧化作用，消除自由基，防止自由基對人體細胞造成的損害，並有抗發炎的作用。**美國方面有研究，每天給予30毫克的茄紅素能使攝護腺肥大的病人病症減輕及體積縮小，並降低血清中攝護腺特異性抗原指標（PSA）**：一種預測攝護腺癌風險指標。**茄紅素可從大小番茄、紅椒、胡蘿蔔等紅色蔬菜中攝取。**加工或烹調過的番茄會比一般生番茄的茄紅素釋放高出許多，建議可加熱烹煮後食用，使用效率會更高。2014年曾有學者報告，這類茄紅素如果加上硒及鋸棕櫚漿果合併一起使用，效果較好。

(5) 賜護康（Socale cereale）

賜護康（Socale cereale）（Cernilton）是屬於天然花粉萃取劑，文獻系統分析回顧，**對攝護腺肥大症狀只有些微改善，且必須還要更多的研究才能證實。**

(6) 南瓜子（Pumpkin seed）

南瓜子中**富含高營養質**，其含有高濃度的鋅（Zinc），報告說能有效預防攝護腺肥大的症狀，鋅在人體中屬於微量元素，鋅在身體大部分組織的含量極低，然而在攝護腺及精蟲中鋅含量極高，具有殺菌、滅病毒作用。慢性攝護腺炎及攝護腺癌病例中鋅的含量比正常人低，間接證明鋅對攝護腺有保護作用，也凸顯南瓜子對攝護腺保健作用。**在國際認可的文獻上，南瓜子是被肯定對攝護腺肥大有療效食物，但療效不一，目前只列入健康食品，而非穩定療效的藥物層級。**

曾經有文獻報告南瓜子油可以抑制睪固酮誘發的攝護腺肥大，甚且可以改善血脂肪，保護心血管的健康，不過這些都是在動物實驗上結果，更明確有效的結論尚需大量的嚴格臨床實驗證實。

(7) 多重類胡蘿蔔素（Multi-Carotenoids, MCS 萊得特）

值得一提的是國人自行研發，以 Multi-Carotenaids 製成的植物新藥，於第二期人體臨床試驗顯示，能有效降低男性因攝護腺肥大引起的排尿障礙。2017 年正式發表，在臺灣及美國完成第三期臨床試驗結果，研究顯示對症狀有大幅改善，且安全性高，無副作用。預計在攝護腺肥大的用藥上，可以讓醫生和病患多一項選擇。**此為目前全球唯一以男性攝護腺肥大下尿路症狀為適應**

PART3 治療篇

第8章 神秘的草藥能治病嗎？ (7) 多重類胡蘿蔔素（Multi-Carotenoids, MCS 萊得特）

症，並且已完成第三期人體臨床試驗的植物類新藥，且結果顯示效果良好，無副作用，未來再由大量的個案數及積累長期的經驗，期能更確定其臨床上的價值。

結論

　　各種草藥的攝取，對攝護腺增生肥大症狀的預防及治療，據文獻報告大都呈正向的助益，但尚需更多更嚴格的人體實驗，才能更明確的定論。我個人主張這些草藥的治療可以放在輔助性補充療法，如同營養食品。真有排尿障礙，影響生活品質者，還是以西藥、α-阻斷劑、5-α 還原酶抑制劑為主要治療藥物。

　　除了主要治療，生活習慣飲食調整也很重要，建議平日飲食攝取清淡、少油、避免高脂肪食物（肥肉、紅肉）和刺激性食物（沙茶醬、芥末、辣椒、胡椒、烈酒、咖啡因食物）；戒菸，避免憋尿，多喝水，規律適度運動皆有助於改善攝護腺肥大的排尿症狀。

　　最後大家要再注意，長遠的健康之道是「均衡飲食、適量運動及休息」。長期不均衡飲食，導致營養失衡，易罹患疾病，過量補充某一營養品或食物，並非治本之道，也會有另外的副作用。

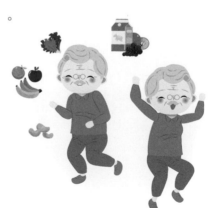

【第 9 章】再論急性尿滯留

(1) 急性尿滯留

　　男性排尿障礙到了急性尿滯留的情況發生，表示病情到了嚴重的程度，必須積極面對治療。臨床上醫生也把急性尿滯留當作一個關鍵象徵，表示之前的治療失敗，甚至當作接受手術的條件。如同骨質疏鬆的病患，最終發生了骨折的嚴重事件。

　　急性尿滯留不僅病患遭受極大痛苦，忍受生活上極大的不便（放置尿管），後續衍生的併發症也帶來極大的健康風險，甚至必須接受手術治療。**發生原因並非只有攝護腺原因，尚包括膀胱功能、神經肌肉的功能障礙，及一些慢性疾病**（糖尿病、中風、癌症等），所以治療上必須多方面考慮，鑑於急性尿滯留這個重大事件所呈現的多樣性及嚴重後果，有必要再次論述一下男性急性尿滯留。

A. 病因

　　急性尿滯留的原因很多樣，男女均可能發生，在男性還是以攝護腺肥大增生為多見。**發生尿滯留原理不外乎是膀胱出口阻塞，或是膀胱無力，或者二者均有**。就男性而論，在前面章節中，有談到攝護腺肥大阻塞膀胱出口，排尿變慢，膀胱為了克服出口阻力，盡可能將尿液排出膀胱，於是膀胱發生代償性肌肉肥厚，以增加收縮力。

　　但時間一久，升高的膀胱內壓力使肌肉受傷並纖維化，膀胱終究變得乏力，排尿漸漸變弱，殘尿也逐漸增加，之後某些因素的發生，**可能氣候變冷，泌尿道感染，便秘，吃感冒藥、吃抗過敏藥或其他手術的實施等誘發因子，使尿液突然解不出來**，這些誘發因子並非急性尿滯留的主因，只是壓倒駱駝的最後一根稻草。

所以患者不要誤認真正尿滯留的原因，常見患者埋怨都是吃了感冒藥、過敏藥造成的；都是昨天喝喜酒沒節制；最近有膀胱發炎，尿道疼痛；最近剛開某個手術，術後就解不出來小便。這些都不是真正急性尿滯留的主因，真正原因還是膀胱出口壓力高，阻塞，而膀胱肌肉長期失衡無力，在男性當然就以**攝護腺增生肥大**最多見。

B. 症狀

突然間小便解不出來，病患是非常急迫痛苦的，常要去急診處理，症狀及診斷非常容易，就是尿漲解不出來，下腹部鼓脹，超音波一掃便知。但有些病患實在漲得很大，小便是一點一滴被外在壓力擠出，如行走、咳嗽、用手壓肚子，就會有一點小便硬擠出來，這不是正常排尿，膀胱一直持續維持高壓漲滿的尿液。這些病患會誤解成**小便次數多，小便量少**，或是**漏尿，控制不住小便**，實際上還是急性尿滯留。

C. 處置治療

一般急性尿滯留分為兩個階段治療：

第一個階段 ➡ 放導尿管減壓

先緊急置放導尿管，將膀胱減壓，先讓尿液能正常排出體外，因為再不減壓，上方腎臟生成尿液傳輸不下去，會導致腎水腫及腎功能衰退，導尿管置入後3～5天，再拔除導尿管，觀察患者是否可自行解尿，如果不能，還是必須再放尿管。

第二階段 ➡ 查明滯留的原因

就是查明急性尿滯留的原因，是膀胱無力？是尿道壓力增加（攝護腺肥大、尿道狹窄）？還是神經障礙（中風、半身不遂、糖尿病）？再一一對症治療。

有些病患堅持不願意放尿管，或放入後，尿液排出後，不願留置，堅持要求拔除，認為自己都可以解尿。當然放尿管不舒服，也不方便，但不緊急引導出小便可能就會有腎水腫、腎衰竭，或變為慢性尿滯留，雖然每天還是可以硬擠出一些尿液，但這不是正常的排尿，膀胱永遠積存滿滿的尿液，不理會的話，後續引發的併發症，結石、感染、腎衰竭會接踵而至。

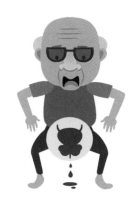

對於年長男性，攝護腺肥大是急性尿滯留的主因時，未來接受手術常常是無法避免的。因為到了急性尿滯留時，通常表示攝護腺的阻塞作用已經很長期了，膀胱的收縮力再也無法克服出口的阻力了，將到了失衡的狀態。對於發生急性尿滯留的現象，臨床上視為一種危險的訊號，必須積極面對處理治療。

D. 結論

病患對於急性尿滯留放入導尿管處置，一定要明白是必須做的第一步，才能終止併發症的發生，不能不做，甚至無法選擇拒絕。急性尿滯留緩解後，再進一步尋找病因，大部分年長男性是因為攝護腺增生肥大，此時就必須考慮積極的根本治療（包括藥物、手術、某些低侵害性處置等）。

【第 10 章】攝護腺發炎

男性的攝護腺有三大疾病：攝護腺增生肥大、攝護腺癌及攝護腺發炎，前面已介紹了肥大增生，這是攝護腺疾病的最大宗。關於其疾病態樣及治療，相信大家也能略知一二。

接下來介紹攝護腺發炎，至於攝護腺癌，各國包括臺灣均有發生率及流行率上升的趨勢，由於近年對攝護腺癌基礎醫學知識及治療的發展更是一日千里，蓬勃發展，要論述攝護腺癌，所須篇幅太大，唯恐模糊焦點，必須另闢章節專題論述，本書乃專一論述攝護腺增生肥大及發炎，討論說明專屬攝護腺良性的疾病，癌的病變則另出專書討論。所謂**發炎反應，就是一連串的免疫及細胞的化學反應，發炎的特徵是在發作的組織會引起腫脹疼痛，白血球、巨噬細胞**（另一類白血球）**會聚集在發炎的組織。**

發炎反應分為 2 種		
	急性	急性發炎者，發炎組織紅腫熱痛表現明顯快速。
	慢性	慢性發炎則表現持續、緩慢，症狀不似急性者猛烈。

引起發炎的原因有很多，分為外來病原菌、病毒的感染侵犯，如皮膚傷口細菌感染化膿，尿道膀胱細菌感染，以及內在組織因某些因素（通常免疫或代謝上失調）發生自我發炎反應，如類風濕性關節炎。

攝護腺的發炎也分急性及慢性，急性的發炎幾乎都是細菌侵犯引起，最常見是大腸桿菌。慢性攝護腺發炎又分為細菌感染及無細菌感染的發炎。一直以來，醫學界對攝護腺發炎了解不多，過去認為和騎馬、酗酒、性事過度、性病有關，其症狀和治療上又變化多端，尤其是慢性攝護腺發炎，名稱、診斷、治療上多有歧異，美國國家衛生研究院遂提出分類標準，先把這一類攝護腺發炎的疾病做個基本分類（表 13）：第一類是急性細菌性攝護腺

炎；第二類是慢性細菌性攝護腺炎；第三類是慢性非細菌性攝護腺炎，主要症狀是疼痛，故又名慢性骨盆疼痛症候群；第四類是無症狀的攝護腺發炎，因為無症狀臨床上也較無意義，通常是在攝護腺肥大手術及攝護腺切片時意外地發現攝護腺發炎。

	分類	定義
	（表 13）攝護腺炎症分類	
I	**急性細菌性攝護腺炎**	攝護腺急性細菌感染
II	**慢性細菌性攝護腺炎**	反覆性攝護腺細菌感染
III	**慢性攝護腺發炎** （慢性骨盆疼痛症候群）	無細菌感染
IIIa	**發炎性**	攝護腺液中存在發炎細胞（白血球）
IIIb	**非發炎性**	攝護腺液中不存在發炎細胞（白血球）
IV	**無症狀性的攝護腺炎**	沒有症狀，其他原因發現攝護腺炎

(1) 急性細菌性攝護腺發炎

①**致病因**：引起感染的病原菌主要為大腸桿菌，或其他的腸道內細菌，這些致病菌，大都由尿道入侵後，引起泌尿道感染，感染的部位可以在膀胱、尿道，可以在副睪、輸精管，也可以感染攝護腺。

②**促發因素**：引起或誘導出急性攝護腺感染的因素有許多，包括患者本身抵抗力變弱、免疫力不足，或合併有慢性疾病如糖尿病、腎功能衰竭、癌症末期的病人，或是攝護腺肥大排尿不順，殘尿增加，結石，引起膀胱炎、副睪丸炎，進而再引起攝護腺炎。因放置導尿管，或進行膀胱鏡或攝護腺切片也是誘發感染的因素。由於慢性病的發生率及攝護腺增生肥大合併排尿障礙問題兩者均好發於年紀大的人，所以急性細菌性攝護腺發炎，也好發於中老年男性。

③**症狀**：急性細菌性攝護腺發炎的症狀可分為全身的症狀及局部受感染的攝護腺。

全身的症狀	局部受感染症狀
全身倦怠、惡寒顫慄、高燒、肌肉關節疼痛。 **敗血症表現**：出現血壓低、神智迷糊、喘、昏迷。	腫脹感染的攝護腺會表現出疼痛及排尿障礙。來自攝護腺的疼痛會放射到整個外陰部、下腹部、鼠蹊部、會陰、大腿內側、陰囊及下背部。攝護腺本身只要肛診輕輕一摸也會觸發巨大難忍的疼痛。發炎腫脹的攝護腺會加重排尿的困難，排出尿液時也疼痛難忍，甚至尿滯留排不出來。

④ **診斷**：由於臨床症狀是突然及快速的出現，診斷上並不困難，檢驗上可**利用尿液、血液細菌**培養得知病原菌，**肛門指診**可以探知攝護腺腫脹發熱，但不要用手指按壓，患者會產生劇痛，且易造成細菌擴散成菌血症、敗血症。利用**電腦斷層、核磁共振儀器**也可以看出攝護腺發炎的情形。

⑤ **治療**：主要以抗生素殺死侵犯的病原菌為主要，根據尿液或血液培養出的細菌而給予適當的**抗生素**，有時為了不要刺激已發炎感染的攝護腺，並解除排尿的障礙，會**暫時做排尿改道**，在下腹部膀胱上造一個口放置尿管，不經過攝護腺（圖 55）。有些發炎感染的攝護腺會形成膿液聚集，名為膿瘍，必須局部針刺抽吸膿液或放入引流管引流出膿液。

　　治療急性細菌性攝護腺炎必須正確迅速，一旦成敗血症，死亡率也大幅提升至 60 ～ 70％。

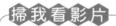

 攝護腺也會發炎篇 急性攝護腺發炎介紹

 急性攝護腺發炎的診斷及治療

 誰會得急性攝護腺發炎呢？

(2) 慢性細菌性攝護腺發炎

①**致病因**：同急性細菌性攝護腺炎，**是由細菌感染攝護腺引起炎症反應**，嚴重程度比急性發炎輕且緩慢，但細菌不易殺死，反反覆覆，時好時壞，可能一開始接觸到細菌就以慢性為表徵，也可能急性期細菌感染治療時，細菌沒有完全被殺死，潛伏起來，伺機引起發炎反應。

②**促發因素**：和急性細菌性攝護腺發炎相似，年長者併有慢性病存在、免疫力減低、攝護腺增生肥大、排尿不淨、膀胱結石、長期放置導尿管等因素，為攝護腺細菌感染的誘發因素。

③**症狀**：慢性細菌性攝護腺炎也區分為全身及局部受感染症狀。

全身的症狀	局部受感染症狀
有短暫偶爾的發燒、全身不適。症狀比急性細菌感染輕微，也較不會發冷顫抖、高熱，很少產生致命的敗血症。	主要針對攝護腺，在會陰部、睪丸、陰囊、下腹部疼痛，肛門指診時特別疼痛，排尿疼痛、頻尿、急尿、射精疼痛、精血，偶然輕度發燒，特徵是時好時壞，且一再復發。

④**診斷**：主要還是經由尿液或攝護腺液中培養出細菌。

⑤**治療**：以抗生素殺死致病細菌為原則，由於是慢性的特性，抗生素使用時間上比較長，**至少 6 ～ 8 週的施打或口服抗生素**，冀望能一次治療成功。慢性細菌性發炎常伴隨著下泌尿系統的異常，如尿道狹窄、膀胱出口阻塞、攝護腺肥大、尿道憩室等，治療上一併處理才能斷根。

(3) 慢性非細菌性攝護腺炎：慢性骨盆疼痛症候群

當攝護腺發炎的原因不是細菌引起的，我們稱之為慢性非細菌性攝護炎，又因為這類疾病主要是以疼痛為表現，故又名之為慢性骨盆疼痛症候群。慢性骨盆疼痛症候群占所有攝護腺炎症疾病 90％以上，在所有男性族群流行率為 8.2％。影響人數眾多，各年齡層都會，**發生率最高的年齡層為 40 ～ 60 歲，比攝護腺肥大的排尿障礙發生早約 10 ～ 20 年。**

慢性骨盆疼痛症候群的症狀是多方面，多樣形態，牽涉的範圍很廣，甚至包括精神層面（如憂鬱、沮喪、恐慌），每個人表現症狀也輕重不一，輕者三不五時出現下腹部、會陰部隱隱作痛，重者痛不欲生，影響生活品質頗大。鑑於症狀多樣性，嚴重程度不同，美國國家衛生機構在 1999 年勾劃出「慢性攝護腺炎症狀指數」（表14）做為疾病症狀的程度，及治療結果的評估依據。主要分為疼痛、排尿症狀及對生活品質的影響三大方面，分數愈高表示症狀愈嚴重，患者可依表格填寫，知道自己的嚴重程度。

這類疾病對病患及醫生來說都相當的苦惱，因為對疾病本身的病因、診斷、治療都充滿不確定，說明白一點，沒有獨特有效的治療，復發率相當高，患者終年到頭往返醫院，甚至跑遍當地的泌尿科求診，原因無他，還是治療效果有限，症狀經常反覆發作。

① 病因：不是細菌感染，也無其他的致病病原微生物，在醫學上歸類原因不明，但有些學者推測認為是過去，曾罹患下泌尿道感染的後遺症；攝護腺小腺管排出分泌液受到阻塞、逆流；病患免疫力失調；或骨盆內神經病變發炎、骨盆底肌肉痙攣。

②**促發因子**：好發年齡在 40 ～ 60 歲，比攝護腺增生肥大產生症狀的年齡早 10 年～ 20 年。根據患者描述，下列情況常引發出症狀，吃辛辣食物、聚餐飲酒、勞累過度、睡眠不足、熬夜、心情低落憂鬱時，工作壓力增加、受到挫折打擊時、久坐加班、長途騎自行車、機車，或接受導尿、膀胱鏡檢查後。

③**症狀**：如前述症狀是多樣、多變化、輕重不一，但以疼痛是主要表徵，在「慢性攝護腺炎症狀指數」中，已列出一些症狀指標，但範圍不止於此，還包括精神科方面的症狀，如憂鬱、恐慌、自殺念頭，早洩、血精、射精疼痛、勃起不良。疼痛的部位常在會陰（肛門口至陰囊之間）、陰囊睪丸、陰莖、恥骨上方；排尿的障礙分阻塞型（尿排不淨、排不順、排不出），以及刺激型（頻尿、急尿、夜尿）。

④**診斷**：由於致病原因不明，所以要確定慢性骨盆疼痛症候群的診斷，就必須利用排除法，排除其他會引發排尿障礙及骨盆疼痛的疾病，如陰囊水腫、下泌尿道感染（尿道炎、副睪丸炎），膀胱結石、尿道結石。攝護腺增生肥大亦會引起排尿的症狀，兩者的區別在於慢性骨盆疼痛症候群好發在中年，且疼痛為主要明顯症狀，射精時或射精後疼痛也是其特點之一。

⑤**治療**：慢性骨盆疼痛症候群的症狀具有多樣性、變化性，且程度範圍變異性大，沒有一個單一的處方可以有效處理，過去多年來許多專家學者用各種治療方法去實驗，和安慰劑對照組比較，發現症狀

掃我看影片

| Ep5. | 攝護腺也會發炎篇
慢性攝護腺發炎原因症狀 |

會有改進的處置及藥物有 α-阻斷劑,某些草藥如賜護康(Cernilton)、欟皮素(Quercetin),針灸、會陰部低強度體外震波及有氧運動。其他抗生素類,5-α 還原酶抑制劑(減少男性睪固酮刺激)、消炎止痛、神經性止痛藥、物理治療及治療間質性膀胱炎的藥物,則和安慰劑相當不相上下,說白了也就是效果不彰。

大部分泌尿科醫師會合併使用藥物治療,包括 α-阻斷劑加上抗生素,或是 α-阻斷劑加上消炎止痛,再加上肌肉鬆弛的藥物,效果也不確定,但目前許多醫師還是沿用合併藥物治療。

近年來有些專家學者提出針對出現的症狀個個擊破,對症治療,而不是一昧的按公式化給予單一處方或合併用藥。

臨床上症狀可分為 7 大項,但不是每一個患者都有以下症狀,可能單一項或多項,治療就會針對出現的症狀,所以沒有公式化治療,而是客製化的治療。

① **排尿困難,頻尿、急尿** ➡ 給予 α-阻斷劑及膀胱過動的藥物

② **攝護腺有壓痛、射精疼痛或血精現象** ➡ 可給予消炎止痛及欟皮素草藥

③ **焦慮、憂鬱、自殺意念強的患者** ➡ 可以使用抗焦慮、抗憂鬱的藥物,或轉予精神科治療

④ **尿液、攝護腺液如有細菌** ➡ 則使用抗生素

⑤ **當有其他部位疼痛,肌肉纖維痛、腸躁症** ➡ 則可使用專治神經疼痛的藥物

⑥ **對骨盆底部肌肉有局部痛點、痙攣的患者** ➡ 施予物理治療、熱療及肌肉鬆弛劑

⑦ **勃起障礙、射精障礙、早洩者** ➡ 可針對問題給予治療不舉及早洩的處置及藥物

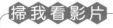

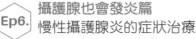
Ep6. 攝護腺也會發炎篇
慢性攝護腺炎的症狀治療

（表 14）慢性攝護腺炎症狀指數

疼痛症狀

1. 過去一週內，在下列部位有感到疼痛或不舒服嗎？

a. 肛門口至睪丸區域（會陰部）	□ 1 有	□ 0 無
b. 睪丸	□ 1 有	□ 0 無
c. 陰莖頂端 ＜非排尿時＞	□ 1 有	□ 0 無
d. 腰部以下，恥骨膀胱部位	□ 1 有	□ 0 無

2. 過去一週內，曾經發生

a. 排尿灼熱或疼痛	□ 1 有	□ 0 無
b. 在性交高潮射精時或之後疼痛不舒服	□ 1 有	□ 0 無

3. 過去一週內，在上述任一部位出現疼痛，不舒服的次數概率

□ 0 從未發生	□ 1 很少發生	□ 2 偶爾發生
□ 3 經常發生	□ 4 大部分發生	□ 5 總是發生

4. 過去一週內，對於所出現疼痛的嚴重度的描述

□ 0 完全不痛 □ 1 □ 2 □ 3 □ 4 □ 5 □ 6 □ 7 □ 8 □ 9 □ 無法形容的疼（劇痛）

排尿症狀

5. 過去一週內，排尿後有解不乾淨的感覺（膀胱內還有尿的感覺），**其發生的機率**

□ 0 完全沒有	□ 1 五次中少於一次	□ 2 不到一半的機會
□ 3 大約一半	□ 4 大於一半	□ 5 總是

6. 過去一週內，解完尿後不到 2 小時又必須解尿的機率

□ 0 完全沒有	□ 1 五次中少於一次	□ 2 不到一半的機會
□ 3 大約一半	□ 4 大於一半	□ 5 總是

生活影響

7. 過去一週內，上述疼痛、不舒服、排尿不淨、頻尿，對日常工作、作息的影響程度

□ 0 完全沒影響 □ 1 稍微一點 □ 2 有一些 □ 3 影響很大

8. 過去一週內，會注意及擔憂以上所描述的症狀

□ 0 完全不會 □ 1 稍微一點 □ 2 有一些 □ 3 經常

生活品質

9. 如果過去一週內的上述症狀持續終生，你的感覺是

□ 0 歡愉	□ 1 愉快	□ 2 大部分滿意
□ 3 苦樂參半	□ 4 大部分不滿意	□ 5 不快樂
□ 6 恐怖		

以下舉臨床上碰到的案例向讀者說明，第一個是急性細菌性攝護腺發炎的典型案例，重要性在於如果治療失當常造成不可挽救的後果，第二個案例是慢性攝護腺炎最常見的典型例子，罹患男性為數眾多，影響工作、生活品質也最深，也是醫生最傷腦筋的疾病之一。

(4) 案例分析──急性＆慢性攝護腺發炎

A. 急性攝護腺發炎

🏷 案例

某日傍晚，正當巡完住院病人，心想今天很安靜、很平穩，可以安心看看書。突然急診室狂呼叫，接起電話只說有一位老年男性 A 君，年齡 78 歲，因為神智譫妄，語言表達不清、發高燒，血壓只有 90mmHg 左右（正常 >120mmHg），過去有攝護腺肥大，在我門診定期拿藥治療。其他過去病史有高血壓、糖尿病史，服藥治療中。

除了有發高燒，詢問急診室後得知血液中白血球高於一萬，發炎指數高升，很明顯病患身體中一定有地方感染了，且有敗血症的現象。急診室呼叫我的原因是因為病患一直在我門診固定拿藥，其他的內科醫師找不出真正的敗血症原因，所以請我收入院治療。

立馬衝到急診室，只見病患神智模糊，對問話已不能描述性的回答，家人說老先生這兩天食慾不佳，吃不下飯，今天上午到現在幾乎沒有小便，無精打采，身體極度不適也說不上來具體的病痛，下午時就發高燒，還發抖，人整個昏沉沉，對家人叫也沒啥多大反應。

我仔細檢查肚子柔軟，只在下腹按壓有些不舒服反應，放尿管時病人表情顯示疼痛，尿的顏色深黃色混濁，導出尿液 600 多 cc，應該有泌尿道感染，敲診兩側腰部，無明顯不適的反應。輕輕地肛診，手指感覺熱烘烘的，病人出現極度不舒服表情，我猜極有可能急性攝護腺感染合併有敗血症現象，最後電腦斷層顯示除了攝護腺有腫脹之外，另外還有攝護腺膿瘍情形。證實是急性攝護腺發炎合併膿瘍。

　　膿瘍就是化膿，在外科處理上必須將化膿引流出，尤其是身體內的化膿，否則抵抗力差的老年人會演變成敗血症，目前 A 君就處於這種情形。立刻去做經直腸攝護腺超音波，並抽出約 60cc 的黃白色膿液。這時 A 君折騰了一個晚上，發燒更高了，體虛嗜睡，血壓一直未超過 100mmHg，血液偏酸，很擔心繼續惡化下去，遂將 A 君收置於加護病房。

　　頭三天，A 君病情稍有起色，血壓也上升到 110mmHg 左右，呼吸不喘，但仍有發燒，顫抖情形在加護病房仍有發生三次。最令人擔憂的是發燒一直沒退，雖然用了很強的抗生素，這時 A 君的細菌感染證實是大腸桿菌，所使用的抗生素也對大腸桿菌有效，心裡頭一直不放心，決定在轉出加護病房前再做一次電腦斷層。

　　第五天時，做了電腦斷層，顯示攝護腺膿瘍又再復生，且大小和入院時差不多，這幾天的病情尚能穩住，可能和抗生素的給予有關。由於膿瘍於體內存在，縱使給予殺細菌的抗生素，感染不斷根，隨時可能再發生血壓掉、喘、神智不清等敗血症症狀。立即請放射科醫師利用電腦斷層導引放了一引流管，讓膿液慢慢流出。

　　又過了五天，引流管膿液慢慢變少，每天引流出約 1 ～ 2cc 清澈的粉紅色液，A 君的生理表徵（血壓、呼吸、身體電解質、酸鹼度）均在正常範圍內，也無發燒現象，遂拔除引流管，兩天後出院。

　　一星期後，A 君回診，一切均恢復正常，神智清楚，唯小變成緩慢、困難解尿情形（原本即有攝護腺肥大的症狀，吃 α- 阻斷劑長期治療中）。這次 A 君急性攝護腺細菌感染事件，告一段落。經過這一事件，差點丟了生命，A 君著實被嚇到了，一直強烈要求攝護腺手術，唯恐再發生相同的病症。我安慰 A 君，不要心急，待完整的抗生素治療（約 6 週）完成後，身體體力恢復後，再評估手術的事宜。

　　這就是急性攝護腺細菌感染，來得很猛烈、很快速，如果不治療或治療不當，很快演變成敗血性休克，甚至死亡。治療貴在神速，通常治療果很好。現在不厭其煩地再將急性攝護腺細菌感

染重點整理，及其如何早期診斷及預防？急性攝護腺細菌感染，就是細菌侵犯了攝護腺，並引起急性的發炎反應。

① 症狀：一旦急性發炎反應出現，攝護腺呈現紅腫熱痛，表現於外就是會陰部疼痛、下腹部深沉不適、排尿不順、灼熱疼痛、頻尿。

② 全身症狀：全身不舒服、疲倦無力、發燒、寒顫、肌肉疼痛、關節疼痛。

③ 敗血症表徵：發燒、寒顫、神智改變、血壓偏低、喘、昏迷。

④ 好發年紀：老年男性 50 歲以上，或有更年長男性合併攝護腺肥大及其他慢性病患者（糖尿、洗腎病患）。

⑤ 感染原因：學者研究，一般認為在尿道後段壓力過高，迫使尿液逆行射精管流入攝護腺，當尿液中含有細菌時就順勢進入攝護腺。

⑥ 疾病促進因子：排尿時候尿道壓力上升的原因有，攝護腺肥大壓迫尿道，自主神經失調排尿障礙、憋尿，最近有置放導尿管，或接受攝護腺切片、尿道手術（細菌被帶入）、免疫力不全、抵抗力差的患者（年老、糖尿病、洗腎、自體免疫疾病、長期服用類固醇）。

⑦ 治療及預防：

★　給予抗生素，殺死致病元凶———細菌。

★　處理併發症，如攝護腺膿瘍———引流。

★　生命的支持，如敗血症發生。

★　導出膀胱內尿液，放入導尿管或恥骨上造口引流膀胱尿液；如紅腫感染的攝護腺壓迫尿道，致排尿不出。

★　排除危險促進因子：矯正尿道狹窄，刮除肥大的攝護腺等。

★　控制好本身的內在疾病，如糖尿病、自體免疫疾病等。

🏷 李醫師診療經驗談

　　一旦病人感染了細菌性急性攝護腺發炎，那症狀來得又急又猛，全身不適、下腹疼痛、會陰部疼痛、排尿疼痛、倦怠，病患常描述，突然間一下就得了重症病況急轉直下，像世界末日般的感受。經由病患的症狀病情，醫生很容易做出正確的診斷，尤其肛診手指頭會感覺熱潮，攝護腺泡泡軟軟的，像是充滿水的囊腫。病人會感覺劇痛，建議只要有觸感即可，不要壓迫攝護腺，因為病人會痛到極致，且容易引起菌血症，加速敗血症的出現。

　　只要給予正確適當的抗生素，病情立馬見效，病患會認為醫師是神醫，這種急性細菌性感染，來得急猛，正確治療後也去除的快速，但千萬別釀成了敗血症之後才就醫，敗血症的死亡率很高的。說穿了，急性攝護腺細菌感染的治療，就是給予抗生素，將細菌殺死就完事了，沒有什麼太大的學問技巧。但是比較擔心的是病患拖延就醫，細菌感染很快變成了敗血症（高燒、發抖、寒顫、血壓低、神智昏迷），那就離死亡不遠了，死亡率約 60 ～ 70%，就像 A 君兩天前就有身體不適，食慾不佳、排尿不順，硬是拖到神智改變才來就醫，也因為急性感染而造成膿瘍的併發症，治療上更加複雜，A 君能從鬼門關前拉了回來，算是很幸運了。

　　結論：急性細菌性攝護腺感染症狀來得快速，如天塌下來、世界末日來臨般的感受、倦怠、發燒、全身痠痛，下腹骨盆腔、會陰部極度不適、排尿困難、排尿疼痛，遇到以上症狀千萬不要自己拿藥吃，也不要自行等待好轉，應該立刻就醫才對。目前的抗生素對感染的細菌都很有效，病情立刻就可得到改善。稍一等待延遲就醫，發生敗血症的機率就提高，死亡率也跟著上升，不可不慎。

B. 慢性攝護腺發炎

　　慢性攝護腺發炎，發病及病程的進行，沒有那麼劇烈、危險，不會有生命的威脅，但就是症狀會拖得長久，反反覆覆，嚴重影響了生活品質。慢性的攝護腺發炎又可分為細菌性及無細菌性的感染

的發炎，細菌性的感染的慢性攝護腺炎，只要分離培養出細菌，使用適當的抗生素治療就可奏效。相反地，非細菌慢性攝護腺發炎，其致病因並非細菌，且發病原因醫界仍然不清楚，治療上常令病人灰心絕望，也令醫師挫折。不幸地，在慢性的攝護腺發炎中，非細菌性的發炎占了 90％以上。先看一典型的慢性攝護腺案例。

🏷️ 案例

　　B 先生，35 歲，汽車維修工，主要困擾就是會陰部及骨盆腔深層的疼痛，排尿尚可，工作出力或蹲著工作時，尿道口有稀白像精液的分泌物，最困擾的是會陰疼痛，走、站、坐都不適，最焦慮的是他認為稀白的分泌物，不斷消蝕自己的精力（傳統民間認為一滴血、一滴精），所以逐漸的憂鬱症、焦慮症，甚至恐慌症也浮現出來，最後勃起功能也不行了。

　　來醫院看了幾次，效果有限，越看越灰心，每次都面帶愁容，又形容不出真正不適之處，覺得大家都不了解他的痛楚。開了治療攝護腺肥大藥及抗生素的藥給他，暫時穩定後。隔沒多久又再復發而來門診。時間久了，門診次數多了，和醫生、護士都和 B 先生成了好朋友了。但每次他表現的憂鬱面孔，深度哀傷哀怨的眼神，每每感染整個診間氣氛，讓整個空間降到冰點。相信其他泌尿科醫生應該也有同樣的病人，同樣的經驗。

　　這種慢性攝護腺發炎的流行率占所有男性 8％左右，大部分患者小於 50 歲，治療後復發率大於 50％。其致病的機轉不明確，

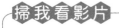

Ep4. 攝護腺也會發炎篇
慢性攝護腺炎──病例分享

可能是多方面的原因，久坐、壓迫（騎自行車）、憋尿，使尿道內尿液逆流入攝護腺腺管，和生活壓力、精神狀態有關。降低的免疫抵抗力，及合併慢性疾病有關聯。此種慢性非細菌性攝護腺炎由於無細菌的存在，不具傳染性。

除了上述 B 先生的會陰疼痛，排出稀白分泌物、精神狀態及性功能障礙外，其他患者還有許多其他方面症狀，症狀具有多樣性的變化，每個人的表現不一定相同。傳統上，泌尿科醫生常常使用攝護腺肥大的藥，加上抗生素藥合併使用，但效果有限，不能令人滿意。近年來很多學者主張，既然此病人表現症狀不同、輕重久暫不同，應給予每個病人客製化，依症狀下藥處理。給予上述客製化的治療後，發現其效果比傳統上治療效果好。但平時注意預防保養，防止其復發的機會，也非常重要。如：避免久坐，騎長途自行車、機車，工作需久坐的人，固定時間起來走一走，多喝水、不憋尿，避免便秘，作息正常、不熬夜，少喝茶、咖啡、酒，減少生活工作壓力，維持開朗心情，有攝護腺肥大、尿道狹窄的病人，要矯正（藥物或手術）。

① 排尿不順、頻尿、急尿

攝護腺肥大藥及膀胱過動藥。

② 攝護腺有壓痛、血精

止痛藥或加攝護腺保養抗發炎的植物萃取物。

③ 精神方面有抑鬱、焦慮、恐慌症

抗焦慮、憂鬱藥或嚴重者請精神科專家醫師治療。

慢性非細菌性攝護腺炎的標靶治療

④ 有培養出細菌

則使用抗生素。

⑦ 性功能有障礙者

勃起及射精障礙的藥。

⑥ 骨盆底部肌肉攣縮，痛點

物理治療、肌肉鬆弛、熱療。

⑤ 其他部位疼痛

（如：肌肉纖維痛、腸躁症）專治神經痛的藥。

急性細菌性攝護腺炎，症狀兇猛，來勢洶洶，一旦敗血症，死亡率甚高，必須高警覺性，提早就醫治療不困難。通常抗生素就足以治療。相反地，慢性攝護腺炎（無細菌性），症狀綿延不斷，好了又犯，症狀一波又一波，症狀為多樣性，雖不致人於死，但難過得常令患者想去死，治療和平時預防保健同等重要，治療上採客製化治療。

(5) 治療慢性非細菌性攝護腺炎其他選項

對慢性非細菌性攝護腺炎的治療，除了注意生活起居，禁飲刺激性飲料，不久坐，保持身心愉快之生活方式的調整，及上述對特定症狀的目標性治療外，仍有一些可選擇的治療方式，過去或現在泌尿科醫師仍經常在使用，效果不確定，但仍不乏一些研究文獻結果，採取正向的回應。以下分別介紹：

A. 坐溫水浴

這是一種既方便又經濟的做法，直接泡入澡盆，將下半身浸入溫水中，水溫大約 40 ～ 43℃，持續 10 ～ 20 分鐘，**靠溫熱的水促進血液循環**，改善攝護腺鬱滯，放鬆弛緩骨盆腔底部的肌肉，改善排尿症狀及疼痛不適，並藉由熱水浴也可緩解一天緊張壓力，對身心放鬆，也有助於症狀的改善。

B. 攝護腺按摩

由於慢性非細菌性攝護腺炎的成因，有學者認為是攝護腺的分泌小管阻塞了，排出不暢，積鬱而產生發炎，所以治療上建議按摩擠壓攝護腺，**將積滯的分泌液，或發炎物質壓迫排出**。做法類似肛門攝護腺指診，醫師利用食指從攝護腺上端向下擠壓，從邊緣漸向中央，除

了期能達治療效果，也希望壓出的攝護腺分泌液直接做分析，是否有細菌感染或發炎。**攝護腺按摩的效果有限，且大多數患者會覺得疼痛難耐，很少能持續實行下去。**但注意對急性細菌性攝護腺發炎不可實行肛診擠壓，患者非常疼痛且易造成細菌擴散而成敗血症。

C. 骨盆腔底部肌肉復健治療

教導並訓練患者如何收縮及完全放鬆骨盆底部肌肉的張力，使減輕肌肉痙攣，達到緩解疼痛的目的，也可藉由生物回饋儀協助，幫助患者達到理想的控制。這種收縮放鬆骨盆底肌肉的訓練常用於尿失禁的患者，**對慢性非細菌性攝護腺炎的患者也多少有些助益。**

D. 經肛門微波熱治療

這是利用微波產生的熱能，直接傳到攝護腺達到熱效應，熱效應會**促使局部血管擴張，增加血流，激發人體的抗發炎免疫反應，調節神經傳導，**並使局部肌肉鬆弛，達到止痛效果。缺點是必須經由肛門在直腸部位操作，患者會有不適的感覺，且熱對直腸的黏膜也有一些傷害，目前有發展出冷卻系統，使發熱處與直腸接觸的黏膜不致受傷。也有儀器是經尿道到攝護腺區直接啟動熱治療。

E. 紅外線治療

利用紅外線在醫療上使用的歷史很久，舉凡控制疼痛，增加血液循環，增加免疫能力，舒緩肌肉張力治療痙攣，治療關節疼痛等。**大部分使用在復健醫療方面，在慢性非細菌性攝護腺炎的治療上也有一些的療效。**使用上不再經由肛門直接接觸攝護腺，而是在患者會陰部操作，利用熱傳導性質直接作用在攝護腺上，治療上更方便無侵犯性，併發症少。

F. 體外電磁波治療

利用電磁的效應誘發骨盆底部神經，使骨盆底肌肉及外擴約肌收縮，強化肌力，常用於治療壓力性尿失禁、急迫尿失禁、間質性膀胱炎。用於慢性非細菌性攝護腺炎，**可放鬆痙攣的骨盆底肌肉群，恢復正常排尿功能及減低疼痛**。目前體外電磁波治療大多使用在尿失禁的患者骨盆底肌肉訓練，輔助患者精準有效控制骨盆底肌肉的收縮，放鬆來治療尿失禁的病況。治療慢性非細菌性攝護腺炎也是一個選項。

G. 低能量體外震波治療

過去醫界大量使用體外震波來處理泌尿道結石，後來發現體外震波有提升自體免疫能力，紓緩痙攣肌肉，減少疼痛。臨床上開始使用在肌肉神經的慢性發炎疼痛或扭傷、拉傷、或關節疼痛。**震波可以促進血液循環、血管新生、抗發炎作用、鬆弛肌肉，調節神經傳導機制**，用於慢性非細菌性攝護腺炎會減低症狀，尤其

疼痛，並能改善排尿。更有趣的是，體外震波也能使陰莖勃起不良的情形得到改善。目前臨床上治療男性陰莖勃起不良也是選項之一。使用在慢性非細菌性攝護腺炎的患者，其方式是經由會陰部發出震波直達攝護腺，每周實施一次，連續四周，短期效果明顯，長期的效果仍待評估。

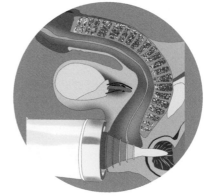

▲ 體外震波治療慢性攝護腺炎。

H. 針灸

針灸治療骨骼關節疼痛，緩解疼痛，在醫療界早已認可，並具相當的療效，**近年來有一些文獻報告使用在慢性非細菌性攝護腺炎**

患者也具有一定效果，尤其疼痛的症狀，所以在治療上也是一個選項，但必須轉診給有經驗的針灸師，長期效果持續在評估中。

I. 肉毒桿菌注射

近年來肉毒桿菌在醫學上的應用包括醫美、神經性膀胱，及膀胱過動症的治療，**利用其神經調控功能並能緩解肌肉作用，達到慢性非細菌性攝護腺炎的症狀治療**。使用上必須經由尿道在內視鏡下直接注射入攝護腺體中，某些患者表示有效，尤其疼痛治療效果較明顯。長期的療效仍在追蹤。

J. 經尿道攝護腺刮除／燒灼

如果患者症狀嚴重，直接造成日常生活不便，影響工作及情緒，並且其他治療方法都無效時，才考慮此項侵入性治療方式，方式上和攝護腺增生肥大的電刀刮除術相同，效果上仍有不同意見，在臨床使用上比較少用。

以上介紹的治療方式，並無優先順序，只是列出過去及目前治療慢性非細菌性攝護腺炎的其他選項。選項愈多表示治療上沒有一種放諸四海皆準的治療方式，使用上也可多重選項，並配合前述針對症狀的目標性治療（七大項）（詳見第 217 頁）。

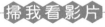

 Ep7. 攝護腺也會發炎篇
慢性攝護腺發炎的另類療法

【第 11 章】男性排尿障礙──日常生活的預防與保健

　　前面的章節中依著制式化的論述，從攝護腺的解剖位置、功能、疾病（除攝護癌之外）、症狀、診斷及治療，雖然盡可能以簡單通俗的圖文解說，相信一定還有許多讀者還是霧煞煞，一知半解，因為讀者們如果沒有醫護背景的專業，一時間還難窺堂奧之妙，心中不免也產生懷疑，我知道這些有什麼用？我能自己診斷治療嗎？

　　讀者大眾莫心急或疑慮，且不說獲得一些醫學普通知識後可以減少遲醫誤診的機率，有了這些知識後，對於未來和醫護人員溝通上有助益，知道醫療上目前正在著力的方面及現階段最新的醫療知識，醫病之間才能共立一平台上協力完成醫療保健的目的。**過去常發生資訊知識的不對等而引起誤會，恐慌、醫糾，拒絕醫治等事件，為了彌補這個不對等資訊，提高醫病共識，共同合作協力完成疾病防治的目標，這是作者寫此書的主要目的及動機。**

　　相對於前面章節的理論，比較偏向抽象概念及模擬想像，本次章節的探討提供的資訊就更具體明確，對讀者來說也是最能掌控及自我實行的生活方式，也可以說是最重要的章節。因為鑑於隨著年齡不斷增生的攝護腺造成老年男性的排尿障礙幾乎涵蓋所有老年人，又慢性非細菌性攝護腺炎發生的年齡層從年輕到老年人均包括，尤其擴展影響到小於 50 歲的青年、中年男性，受影響層面人數更為廣大，對於本次章節的內容，關於攝護腺疾病的日常生活保健及預防就格外顯得重要。

　　本章主要論述是攝護腺良性疾病（增生肥大及攝護腺發炎），排除攝護腺癌症。因為癌症成因尚未明確，診斷治療又推陳出新，

一日千里，今日所建議的事項，明日即將成為歷史舊聞，為了讓讀者不要和攝護腺良性疾病混淆了，暫且擱置癌的部分。本章是教導讀者大眾如何避免誘發因子，減低疾病的發生機會，如攝護腺發炎，以及延緩症狀的發生及疾病的病程進展，如攝護腺增生肥大。並在當疾病症狀出現時，如何改善疾病及一些生活上的因應之道，以提高生活品質。更重要的是知道何時何狀況必須就醫，以免延誤醫治。我分為三個層次討論：

第一層次	日常生活如何避免疾病的誘發因子，減少症狀的出現機率及減低症狀程度。
第二層次	在什麼時候應該積極求診，由專業醫療來診治，減緩症狀避免更嚴重的併發症。
第三層次	當疾病已附在身上無法擺脫，甚至醫療後仍有排尿症狀困擾時，生活上如何因應相處應變，減少惡化、併發症，並提高生活品質，不讓患者陷於痛苦的無底深淵。

(1) 如何避開攝護腺疾病的誘發因子

① **不要便秘**：攝護腺肥大本身尚不會引起便秘，但便秘本身卻會加重攝護腺肥大作用，引發排尿障礙。長期便秘患者，排便時用力，下腹部骨盆腔內的壓力增加，壓迫攝護腺，使其鬱血，加重肥大壓迫的效果，引起排尿的不順暢，頻尿、急尿。**減少便秘的方法是生活起居正常，定時定量的三餐，多吃含纖維的食材，如蔬菜、根莖類，多喝水。適度的運動也很重要，因為**不常動的人常出現便秘的情形。

② **多補充水分**：許多有排尿困擾的長者，不太愛喝水，甚至視喝水如畏途，究其原因，是因為患者自主認為少喝水才能少排尿，那麼解尿的痛苦就減少了，這是極錯誤

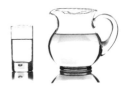

的觀念，因為不喝水，**身體缺水時所造成的身體健康危害遠大於排尿不順本身。**

首先，縱使少喝水，只是減少一天的排尿總量，每當面臨每次排尿依然是排尿障礙，並不會改善。水又是人體代謝的必需，**缺水時，身體生理代謝會受影響，血液流入腎臟變少，直接導致腎臟功能受損，血液濃度變稠，一些血栓易造成腦中風、心臟梗塞、下肢靜脈水腫。**

身體水分缺乏，尿的量變少，但濃度變高，是形成尿路結石原因之一，高濃度的尿液也容易刺激膀胱、攝護腺，引起頻尿，灼熱及急尿等刺激的症狀。一旦有細菌感染的前期，無法能有效快速大量尿液的沖刷，於是細菌生根繁殖，引發泌尿系統感染，**所以有攝護腺疾病排尿障礙的人，反而應多喝水**，排尿障礙問題應該另外評估是否該進入治療流程。減少喝水量絕對不是治療攝護腺疾病的項目。

但在喝水總量不短少的情況之下，可以實行階段性目的性限水：如在有夜尿的患者，為了減少夜間起床排尿的次數，通常會建議在晚上八點以後少喝水，不喝茶，晚餐食物口味不要太重，以免口渴無意間攝取過多水分。白天出門或坐車，預估兩小時以上無法找到廁所，則出門前少喝水，到達目地或上廁所無顧慮時，不至發生憋尿，急尿的情況下，可以補足水分。

③**不憋尿：**我們每個人過去都應該有過度憋尿的經驗，就算站在小便池上也無法立刻解出小便，常須肚子用力才開啟排尿。這是因為憋尿後膀胱被過度撐大，肌肉纖維一時間沒法收縮（對神經反應鈍化），又對擴約肌長時間緊繃，一下而無法鬆弛打開。但年輕人畢竟器官都是健康的，很快恢復正常排尿。但年

長者的膀胱平時必須克服攝護腺肥大的阻力才能解尿，長期下來早已過勞，膀胱肌肉過度壓迫、拉扯，已呈現或多或少的膀胱無力，如果再有長期憋尿習慣，膀胱收縮功能一再受損，收縮力不足，排尿後殘尿逐漸增加，後續感染、結石，腎臟功能受損就接著來了。甚至有時突然憋尿一下，膀胱肌肉被過度牽扯，減低的膀胱肌肉收縮力當下就克服不了攝護腺的阻力而形成急性尿滯留，必須要緊急放入導尿管緩解。說穿了，不憋尿就是防止膀胱肌肉過度牽引而受傷，防止殘尿增加及急性尿滯留。**因此只要一有尿意感，就不要忍耐，直接到廁所排尿才是正確做法**。生活上常碰到外出時人擠人不方便小便，一路忍到家，看電影或電視正在精彩處，忍到結束才解放，或坐牌桌，手氣正旺，不方便離開去解尿，這些都是常常被忽略掉的危險因子。

④**不能過量飲酒及咖啡**：喝酒過量後，酒精會使骨盆腔鬱血，血管充血，攝護腺腫脹，再加上酒精的利尿及膀胱的刺激作用，加重攝護腺肥大的排尿症狀。限制到滴酒不沾也很難做到，況且適度飲酒也有助血液循環，降低緊張緩解壓力，有助身體健康。但什麼量是適度，可能每一個人都不同，有肝臟疾病，酒精中毒者是不能再進酒，一攤又一攤的飲酒也是絕對禁止的，喜慶宴會與興致來了和人拼酒也不行。**健康人飲酒，烈酒小酌（1～2 小杯即可）、啤酒 400CC 不宜再多**。咖啡也會刺激膀胱和利尿，**飲用咖啡也不宜過多**。另外辛辣刺激的食物，辣椒也會同樣會增加攝護腺充血腫大，刺激膀胱，加重排尿症狀，也不建議過量食用。

⑤**不得長期坐著不動**：因為這樣會使骨盆腔鬱血，攝護腺充血腫大，加重攝護腺肥大的排尿症狀及慢性攝護腺炎的疼痛及排尿

症狀。由於職業的緣故必須長期坐的人，如司機駕駛、電腦操作員、設機師，這些職業的人攝護腺症狀通常比較早發及嚴重，也容易一再復發慢性攝護腺炎。**最好工作一段時間能起來走動走動、伸展筋骨**。平時在家坐著看電視或至電影院看電影，也建議起來走動，在牌桌上也要注意偶爾起來活動，上上廁所。長時間騎自行車的運動最好避免。

⑥**冬天注意保暖**：天冷時人體為了保持熱能，交感神經會亢進，促使皮下及周邊血管收縮，以減少熱能散失，但因亢進的交感神經刺激，反促使了攝護腺鬱血腫大，攝護腺平滑肌緊張，會突然加重膀胱出口的阻力，引起尿滯留，所以在寒冷的冬天季節，因急性尿滯留的患者也相對增加。因此之故，**在天冷時注意添加衣服，尤其褲子、下腹及下肢的保暖最重要**。

⑦**飲食方面**：注意前面提到的酒精、辛辣食物，咖啡要節制之外，**可以多吃纖維含量高的蔬菜及水果，以防止便秘**。其他飲食方面並未有限制。雖然有人建議富含 β - 胡蘿蔔素的蔬菜，及富含維生素 C 的蔬果對攝護腺疾病有益，但並無有力的證據，姑且不妨試試。

⑧**注意藥物的使用**：某些藥物會加重攝護腺疾病排尿障礙，最常見的是感冒、過敏症的抗組織胺，會促使攝護腺平滑肌緊張，使膀胱出口阻力增加，所以本身有潛在攝護腺肥大的人，在看過敏性疾病、感冒流鼻水時，必須告知有排尿的問題。其他鎮靜安眠藥、抗憂鬱藥、抗膽鹼藥也會影響排尿功能，值得注意。

⑨**作息正常、飲食均衡、適度運動**：這是一句老生常談，每個人都知道的道理，頗似一句廢話，但是卻是真理。睡眠充足、營養均衡，身體免疫力增強，身心壓力降低，不但各種疾病不易

罹患，縱有**攝護腺**肥大，其症狀也會一定程度得到緩解。適度的運動也能促使正常的代謝、循環、排泄及排尿順暢，不運動反使骨盆腔鬱血，攝護腺充血腫大，影響排尿。

對老年人來說什麼是適度的運動？依個人體能及其他的慢性病而定，基本上**散步、柔軟操、打拳、游泳均是很好的運動，每天持續 20 ～ 30 分鐘左右即可，爬山（行走步道）則量力而為，適度運動對老年人整體健康有益，也會緩解排尿障礙。**

(2) 在什麼時候應該求診泌尿科醫師？

前面有提到當**攝護腺**的問題引起尿滯留、血尿、結石、感染或腎水腫、腎臟功能受損時，這已經是開刀的條件了。當發生上述症狀時才去求診，通常都到了攝護腺增生肥大疾病的中晚期了，不太容易能改善排尿的問題，簡單說，當出現上述情形才看醫師，已經嫌晚了，治療效果上會打折扣。

人到中年以後，就自己要提高警覺，排尿是否不像以前順暢，變得細、慢，無法立刻解出，縱使已實踐上述生活型態注意事項及飲食的禁忌，仍持續排尿不順症狀，就是必須去看泌尿科專科醫師的時候了。

特別要提醒大家，在這個時期解尿只是變慢，症狀進展緩慢且長期，大多數人不在意，甚至不認為有疾病，這是因為**攝護腺**增生肥大是緩慢進行的，排尿障礙也不是一蹴而成，常人多不以為意，認為只要解得出來就好了。其實不然，這個時候膀胱已經開始肌肉肥厚並過度收縮，功能在慢慢變差了，所以在早期一有排尿症狀，就該求診，尋求治療，追蹤膀胱的功能，避免症狀加重及併發症的出現。

現在臺灣健保制度非常良善完備，年超過 40 歲都會有體檢項目，受檢者可以要求做攝護腺排尿的評估，就醫方便又廉價，實在沒有理由延誤攝護腺疾病的治療。另外值得再三提醒的是，當年長者突然高燒、發冷併排尿症狀突然加重時，要注意馬上就急診，因為可能是急性細菌性攝護腺發炎，必須立刻求診。

當決定求診時，常有疑惑要找哪一家醫院或診所，其實臺灣地小醫院密集，只要找居住附近的泌尿科醫師就可以，因為攝護腺疾病是泌尿科的大宗，每位泌尿科醫師都很有經驗。

(3) 當攝護腺疾病及症狀已存在，該如何自處？

這裡提到自處是指症狀已臻明顯，而已在治療中，甚或已接受過手術，但仍有排尿症狀，未來日子該如何調理？首先前面提到第一層次問題中的生活方式，避免誘發因子一樣要恪守，不去加重排尿症狀，另外還有一些生活上的細節可以參考。

① 計畫性的出遊、出門：當有頻尿、急尿的患者，每當出差或出遊時都必須計畫上廁所的時間、地點，對於常去的地點，如公園、百貨商場、車站，預先知道廁所的位置，遇有尿意時可立即解放，出門旅遊最好坐車兩小時後有休息、活動身體的休息站，方便解尿。

② 工作場所必須離廁所近且方便：一有尿意可以立即釋放，避免憋尿情形發生，更防止急尿、來不急而尿濕褲子。

③ 每回排尿至少兩次：當有尿意解不盡的感覺時，表示膀胱尚有殘尿，等個 5 ～ 10 分鐘再解一次，務必盡可能解淨，因為殘尿多，沒多久又滿了，又必須解尿，但下一次方便解尿的時間尚未可知，這一點在出門旅遊時很重要。

④ **出差開會、訪友聚會或定點會餐**：在到達目的地時，先行上廁所一回，熟悉廁所的位置方位，因為恐有稍微延遲憋尿一下，就會發生急尿，甚至或尿失禁的糗境，事前預知廁所的位置，可以快速如廁，減少發生急尿的狀況。

⑤ **夜尿次數多者**：睡前兩小時或夜間八點以後就應少飲水、少喝利尿作用強的茶、咖啡，而年紀大的老者，常常行動不便，上下床須耗時費勁，有時來不及到廁所就濕了褲子，或是到了廁所，褲子尚未脫下就尿下去了。針對於此，依患者的體能及活動狀況可以安排設置如下：

廁所和床頭距離不宜太遠，幾步路就可以進入廁所。

所穿睡衣最好寬鬆易解，方便排尿。

行動不良的患者可在床頭放一尿壺，不必移動至廁所。

夜間起床解尿本身還有最大風險是跌倒，老人家常因起床解手而跌倒，產生嚴重的併發症及死亡結果。

⑥ **對排尿緩慢，需花較長時間排尿的患者**：在公共場所、人多擁擠的地方，排隊解尿常因心理上的壓力，而解不出尿液來，此時最好選擇上大號的房廁，安心解尿或者坐著解尿，解除外在心理的壓迫。

⑦ **長期臥床的患者尚可自行解尿**：當然不宜上下搬動，此時就必須穿著成人尿褲，但必須注意要經常更換尿褲，避免泌尿道感染。千萬不要省事用橡皮圈環套在陰莖上，下接塑膠袋。因為常常因為橡皮圈的壓力造成陰莖缺血性壞死，如同用一個橡皮圈套在手指，久了之後就會發脹、發痛、發紫一樣。

⑧ **對於久病臥床患者無法自行排尿**：處理排尿的問題經常使用放置導尿管的方式，但長久之後容易產生尿道感染及瘻管的出現

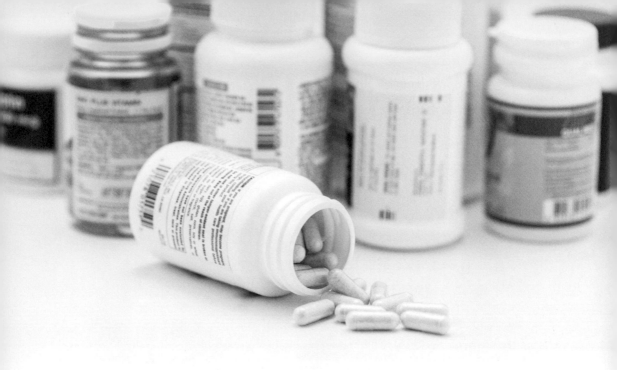

（尿道和陰莖根部或尿道和皮膚之間形成破口管道），最好選擇間歇性定時導尿，不宜放置長期導尿管，但必須是照顧的人學習並熟捻導尿的技巧。

這些患者常因為無法口語表達，一旦有秘尿道感染很難早期偵測到。有幾個表徵可以警覺出；當患者有精神不濟，食慾不佳，輕微發燒（37.2～39℃），尿液混濁氣味惡臭時，要辨別是否有泌尿道感染，這些患者有較高機會的泌尿道感染，照顧者要提高警覺。

為了避免尿道感染及瘻管的產生，另一種方式可以由恥骨上膀胱上造口方式放入一導尿管，每天在造口的傷口上消毒即可，不論恥骨上膀胱造口，或經由正常尿道放置尿管，都必須定期（大約 4 週）更換新導管，以免沉澱沉渣或結石的形成阻塞導尿管，每當更新導尿管時必須有生理食鹽水洗滌膀胱。

⑨尿失禁的患者常見三種情形：一種是急迫性尿失禁，急到來不及上廁所，可以使用抗膽鹼藥物或膀胱訓練來改善。另一種是根本就是漏尿，有多少流多少的完全性尿失禁，大部分原因和

根除攝護癌手術有關，或攝護腺肥大刮除手術有關，所幸近年手術精進，產生完全性尿失禁後遺症的患者減少很多。這些失禁患者常因自尊心，顏面問題，不敢出門，斷絕一切社交活動，整天躲在家中唉聲嘆氣，引起精神方面莫大的壓力，又缺乏運動，接著伴隨著慢性病及老年癡呆症的出現。

其實目前的成人紙尿褲及失禁護墊已製造的很精緻，輕便不厚重又無氣味，別人是察覺不出，可行動自如，也可出遠門或旅行，多備一些就足夠了，可以正常社交活動及日常生活。另外對於尿道括約肌受損而或完全性尿失禁患者，也可考慮手術裝置人工尿道括約肌解決失禁的問題。

第三種是咳嗽、打噴嚏，運動時偶爾漏尿患者，可以請專業護理師教導骨盆腔底肌肉運動，加強尿道外擴約肌，或是配合尿褲的使用，問題也容易解決。但必須注意辨別是否為慢性尿滯留引起的滿溢性尿失禁，後者就必須就醫診治。

⑩ 是否可以有性活動：常有人提問有了攝護腺肥大增生排尿問題，或已手術治療的患者，是否依然可以有性活動？**性活動和攝護腺疾病的發生、排尿症狀本身並無關聯**，反而是刮除了攝護腺之後會引發逆行性射精、或勃起不良，接受手術前患者必須明白。逆行性射精比較不能處理改善，勃起功能不良可以服用藥物（如威而鋼、犀力士等）或海綿體注射等方式處理。**攝護腺肥大患者、有排尿障礙或接受手術治療後患者，其實沒有限制性活動的理由**，只要體力足夠，無特別禁忌過度活動（如心臟疾病），則各依其慾、各憑其力、各隨其氣。

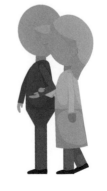

【第 12 章】攝護腺增生肥大及排尿障礙常見的迷思

(1) 攝護腺增生肥大Q&A

Q1　攝護腺是什麼？在身體哪裡？前列腺又是什麼？

【A】攝護腺在骨盆腔內最深層，既看不到也摸不到，不像心臟、肺臟、肝臟，是一般人都很熟悉其位置及形狀。很有趣的是我在看診病患中，常詢問他們攝護腺在哪？十位看診者，有九位答錯，只有一位對答，答對者還是醫護人員。

攝護腺的功能，能滋養精蟲，和男性生殖有關。它位於膀胱出口處，環抱著膀胱頸及出口尿道，一旦發生問題，首先影響排尿。事實上，年長男性排尿障礙均和攝護腺有關。而前列腺就是攝護腺，只是不同華語區人不同叫法，在臺灣兩種名稱均有人使用。

Q2　男性攝護腺問題，為何只發生在年長者，什麼時候該去檢查攝護腺？

【A】攝護腺在 35 歲以後，逐漸增生肥大慢慢壓迫膀胱出口，引起阻塞的症狀及排尿刺激的症狀，所以年紀越大攝護腺越大，引起排尿障礙機會也越大，症狀也越嚴重。

另外，攝護腺癌症也好發在高齡者，所以大於 50 歲的男性，每年最好能檢查攝護腺。在年輕或中年男性比較常見的是慢性攝護腺發炎。

Q3　女生沒有攝護腺為何也有排尿的問題？

【A】引起排尿的問題不是只有攝護腺一個因素而已，年紀大時器官老化退化，會有膀胱過動問題（頻尿、急尿、失禁、夜尿），男女均會；其他慢性疾病（中風、糖尿病、腎臟病等）也會引起男女性膀胱不穩定，甚至膀胱收縮不良、排尿不淨，女性也比較好發骨盆底部肌肉群鬆弛，引發壓力性尿失禁或骨盆內臟器脫垂。攝護腺增生肥大會增加膀胱出口的阻塞，引發膀胱阻塞（排不出）及刺激的症狀（頻尿、急尿），是年長男性排尿障礙因素之一。

Q4 和攝護腺增生肥大相關的排尿變弱、變緩、變得不順暢，是人類正常老化，不必理會，只要小便尚能排出，就不急著去找醫師？

【A】男性中年以後，攝護腺就開始增生肥大，逐漸壓迫尿道，排尿速度漸漸變慢變緩，膀胱為了克服排尿阻力，逼尿肌開始增生肥厚，也變得不穩定，出現頻尿、急尿、急迫性尿失禁、夜尿。若再不理會，膀胱終究有無力的時候，尿排不乾淨，殘尿增加及慢性尿滯留跟著發生，更糟的情況，腎臟的功能也會下降。

在這漫長的尿阻塞時期，一直到併發症出現過程，先不論排尿器官是否受到傷害，排尿障礙的症狀也會嚴重影響生活品質，所以一旦有排尿障礙，最好是找醫師診治，讓症狀可以緩解，也不會因無知的忍受最後引發併發症。

切記！攝護腺增生肥大，是比較容易處理並矯正的，但膀胱因阻塞而產生纖維化或逼尿肌無力，這幾乎都是不回頭、很難恢復的，故看病還是得趁早。

Q5 在年輕時，如果就開始抑制攝護腺增生，是否可以免除年老時攝護腺肥大而造成排尿障礙？

【A】臨床上，年長男性攝護腺肥大可利用 5α 還原酶抑制劑來降低攝護腺內活性睪固酮，並可減少攝護腺大約 30% 體積，來治療肥大導致的排尿障礙。

但不建議從年輕時就服用以達預防性的治療，因為：① 並無臨床實驗證實從年輕時期服用就可以達到預防性的效果及安全性。② 需長期服用，終其一生，從年輕開始服用時間太久遠。③ 會有性功能障礙的副作用可能性。會有未見其利先蒙其弊的結果。

Q6 聽說有一種動脈栓塞的方式，可以縮小攝護腺，沒有手術風險，我是否可做動脈栓塞？

【A】利用栓塞堵住供應攝護腺的動脈，來達到攝護腺缺血萎縮，減少壓迫尿道。

這是栓塞攝護腺動脈的目的，實行上有以下幾點值得注意事項：① 攝護腺動脈可能不只單一條，要精準定位動脈不太容易，容易影響膀胱、貯精囊的動脈血流，造成不必要併發症。

② 接受攝護腺動脈栓塞者，皆為年長男性，心臟血管疾病本發生

率就高，動脈可能已發生硬化或狹窄，做動脈血管攝影栓塞，讓技術上更加困難。

③ 整個動脈栓塞過程做完，並無法得到攝護腺的組織標本，可能會延誤攝護腺癌的診斷。傳統經由尿道攝護腺刮除術或近年雷射汽化切除術均有攝護腺組織標本，可檢測攝護腺癌是否存在。

④ 攝護腺動脈栓塞的臨床效果，讓排尿速度有改善，但遠不及手術刮除的效果，很難事先預期掌控栓塞的成效。⑤ 目前接受攝護腺動脈栓塞患者不多，尚難下絕對的定論，醫師經驗也普遍不足。

Q7 既然攝護腺增生肥大手術後又會再生，何不一口氣將整個攝護腺摘除更好？

【A】將整個攝護腺摘除，目前只適用於攝護腺癌，且手術規模較大、風險高、術後併發症高（漏尿、狹窄、性功能障礙），冒了如此大風險，還不如經尿道攝護腺刮除術安全且效果好。

目前將整個攝護腺摘除並沒納入治療攝護腺增生肥大準則，若是未來手術技術精進，讓手術風險、併發症降低使其效果好，而納入攝護腺增生肥大排尿障礙的治療方式，也未可知。

Q8 如果接受攝護腺肥大刮除手術後，切下攝護腺組織是良性的，是否表示不會發生攝護腺癌？

【A】攝護腺增生肥大手術，只是將內部壓迫尿道移行區的攝護腺刮除，整體攝護腺還在。因增生肥大所刮除下來的攝護腺組織只是於中央尿道的移行區，而攝護腺癌好發在後葉區域，所以縱使存在後葉的攝護腺癌，也無法由肥大刮除手術的移行區組織來證實是否為攝護腺癌。

攝護腺增生肥大和攝護腺癌是兩種不同的疾病，雖然接受了增生肥大手術，並不會降低攝護腺癌的可能及風險。所以定期泌尿科門診檢查還是必須的。

Q9 能否可以提早做攝護腺刮除手術，來預防往後因增生肥大導致排尿障礙或其他併發症？

【A】並不建議做攝護腺肥大的預防性刮除手術，原因如下：① 手術有一定風險，且術後仍有一些後遺症的風險，如：尿道狹窄、發炎感染、出血、漏尿，甚至 70 ～ 80％的病患術後有逆行性射精。② 攝護腺是

不斷在增生的器官，提早做手術，並不能阻止其增生肥大，很可能早年做手術，過些年後依然因其增生肥大而產生排尿障礙症狀，甚至仍需在手術。所以在攝護腺沒有預防性手術的概念。③ 不是每一位老年人都會走到需要攝護腺手術，有些人縱使攝護腺肥大，但對尿道壓迫不大，不影響排尿或者影響很小，終其一生都不需開刀。所以不必做預防性手術。手術與否，就交由專科泌尿科醫師評估。

Q10 近年來有新的技術「達文西機械手臂手術」，聽說對攝護腺手術特別有效，是否可由達文西機械手臂進行攝護腺增生肥大手術，比較安全有效？

【A】 達文西機械手臂手術是腹腔鏡手術的進化，對要做根除手術的攝護腺癌才有助益。根除手術是將整個攝護腺切除，包括貯精囊，最後再將膀胱直接吻合尿道。過去傳統攝護腺根除手術不容易實施，因為攝護腺位在骨盆腔最深部，出血多，且膀胱尿道吻合手術困難，併發症機率高（漏尿、尿道狹窄等）。機械手臂就可克服以上困難之處，且手術傷口小，住院時間縮短。

然而攝護腺增生肥大手術，是保留整個攝護腺，只是處理中間尿道經過的部分，將肥大壓迫尿道的攝護腺增生組織刮除，讓受壓擠狹窄的尿道加寬，減少尿流出的阻力。兩種手術針對的疾病不同，手術方式迴異。一個是攝護腺癌，一個是攝護腺增生肥大。

Q11 關於雷射汽化切除增生肥大的攝護腺和傳統電切刮除增生肥大的攝護腺，那一種比較好？對必須手術處理攝護腺增生肥大排尿障礙，我應該選擇哪一種方式呢？

【A】 由於儀器的進步，醫師技術的熟稔，均能讓上述兩種手術方式做到非常完美、併發症極小。不論增加尿流速、病人症狀的改善及滿意度，這兩種方式不分軒輊。特別要說明的是，雷射最大的好處在於不出血，對醫師來說手術中視野清楚，在手術中更容易掌控拿捏分寸，減少併發症的機率；對病人來說，麻醉風險降低、出血量少、術後恢復快、住院時日減少、滿意度高。

過去雷射原理是使攝護腺凝結壞死，常造成骨盆腔疼痛、壞死組織阻塞尿道、泌尿道感染、無組織標本等缺點，近代利用雷射汽化切除方式，將以上缺點一一克服。但雷射手術目前自費，經濟允許下可以選擇雷射方式，不過一般傳統電切刮除法也是很好的手術方式，不必執著要使用雷射方式處理。

Q12 聽說有病患攝護腺肥大刮除手術一開再開，難道手術沒法一勞永逸，一次解決？

【A】 攝護腺本身是個活躍的器官，隨著年齡慢慢增長肥大，尤其在中老年時期，增生的更快。當接受經尿道攝護腺刮除手術，只是在清理壓迫阻塞尿道的攝護腺，整體攝護腺還是存在，依然會再增生肥大，最終可能又壓迫尿道，引起排尿障礙，就必須再進行手術刮除。不過，只要第一次的刮除做的徹底，並不是每個人都會再開第二次，真正需要再手術也是 10 年後。

有些人不到幾個月或一年就必須再手術，根本原因並非攝護腺又再增生肥大，可能是術後尿道或膀胱頸結疤狹窄，又必須手術處理狹窄的問題。現今醫學科技技術的進步，因併發症再次手術的機率也大大降低。

(2) 排尿障礙Q&A

Q1 我的尿中有許多泡泡，會不會有蛋白尿？腎臟是不是出問題呢？

【A】 這是門診常遇到求診者的主訴，到底尿中泡泡多是不是問題？常聽見很多醫師說蛋白尿會表現出尿中多泡泡。

有蛋白尿的病患，的確會有泡泡；反過來說有泡泡的尿液，患者不一定有蛋白尿。且這類尿中泡泡多的看診者，絕大部分都證實沒問題。只要做個一般常規尿液檢查，就可知道尿液中是否有不正常反應，是否有無存在不正常的細胞、分子（醣份、酮體、蛋白質、紅血球）等，一目了然，非常快速。約 20 分鐘就可知道結果。

尿液是人體排泄出的廢物，內容中包含尿素、肌肝酸、鈉、鉀、碳酸鹼等物質，它不是純水，所以排出時更不像自來水。偶爾產生泡泡，並不須過於緊張，做一般常規尿液檢查就清清楚楚了。

Q2 排尿排不順暢，解不出尿液，可以吃「利尿劑」嗎？

【A】 利尿劑的作用只是短時間內增加尿液的生成總量，並不能解決排尿器官本身的障礙（如：神經、膀胱、攝護腺、括約肌的功能不正常）。所以因為攝護腺增生肥大的排尿不順，並不會因為尿液量多了就變順暢。根本治療還是回歸攝護腺本身的肥大治療。

另外，因為害怕排尿障礙而不喝水，同樣也是不正確的觀念，排尿機制原因不解決，只減少飲水量，反而引缺水、脫水。

Q3 明明早上、上午都沒喝水，為什麼一整個上午排尿次數那麼多，排出的尿都比喝進去的多？

【A】這是病患常見的敘述「明明沒喝水，還那麼多尿！會擔心自己腎臟或膀胱出現問題」。其實排尿的多寡是大腦和腎臟自主調控的，當身體中水分不缺或過多時，就由大腦調控排出多一些尿液來；反之，當身體缺水時，大腦就會命令腎臟回收多一些水分存在身體，排出的尿液就少量、濃度高，並且產生口渴的感覺，促使我們要去攝取水分。完全由大腦和腎臟監控調整，我們不用煩惱。

當然某些腦部或腎臟疾病，會使腎臟回收水分能力降低，排尿量大於正常甚多，俗稱「尿崩症」，不過發生率極低。

Q4 為什麼冬天或天冷時排尿更不順暢？甚至當風寒或流鼻水時，吃了感冒藥會解不出小便？

【A】冬天氣候溫度低，為減少身體體熱的流失，人類的周邊血管會收縮、皮膚毛孔收縮，這時全身的交感神經系統會比較亢進，除了血管收縮效用外，膀胱頸及尿道攝護腺部位的平滑肌也會受影響而收縮，進而增加膀胱出口阻力及攝護腺的阻力，加重排尿障礙的症狀。有攝護腺增生肥大患者，也常常提到在冬天排尿障礙更明顯，也就是這個道理。

口服的感冒藥中，大部分是抗組織胺或類麻黃素，這類藥物會降低膀胱收縮力，增加攝護腺尿道的阻力。所以在中老年男性中，本就有攝護腺壓迫尿道問題，突然一下因服用藥物加重其壓迫尿道壓力，就會引起尿排不出來，導致急性尿滯留而必須放入導尿管來解決。

Q5 看泌尿科醫師時，為什麼都會做肛門指診？我只是排尿不順，並沒有痔瘡、直腸癌？

【A】在男性病患做肛門指診，不完全是診斷直腸癌、痔瘡，還可觸摸到攝護腺後葉。從肛門指診得知攝護腺粗略大小，表面是否平滑或有疙瘩（硬塊）、疼痛與否（攝護腺是否發炎），尤其臺灣每年攝護腺癌發生率逐步上升，為男性十大癌症前茅。利用肛門指診可以早期診斷攝護腺癌（配合攝護腺特異性抗原及經直腸超音波攝護腺切片），尤其年齡超過 50 歲男性，不論健康檢查或泌尿方面診治，更需肛門指診。

Q6 常常在龜頭尿道口處有白白稀稀黏稠狀類似精液的物質，有時用力時（如：便秘）也會流出白稀黏稠物，是否遺精？

【A】陰莖勃起射精，是攝護腺、貯精囊及輸精管分泌精液流入攝護腺尿道（後尿道），當性愛興奮達一定高潮時，利用骨盆底的肌肉強力收縮，增加後尿道壓力，同時膀胱頸關閉，像砲彈射出的物理作用，這是正常的射精機制。

當平時不在性愛時貯精囊或攝護腺體分泌過多，其分泌液流入尿道再由尿道口慢慢流出，也就是有人說一覺起床、發現內褲上沾有分泌物（並非夢遺）。為何分泌過多，可能和攝護腺慢性發炎有關。

也有一種狀況是由尿道旁腺體分泌液，這些尿道旁腺體功能是潤滑尿道及殺菌作用。當有刺激發炎時，也會呈分泌過多而流出尿道外。

當骨盆壓力增加，如：用力排便、舉重物，也可能將攝護腺及貯精囊內的腺體分泌液壓迫出去到尿道內。

Q7 射精中有血，是不是有癌症？

【A】精液大部分是貯精囊及攝護腺分泌，也和副睪丸、輸精管有關。當這些組織器官有問題時，精液的成分就會改變。例如：當攝護腺發炎時，精液可出現混濁，內含多量白血球。

血精通常是表現出精液中帶有鐵鏽色或鮮紅的血液，可能出現一次或數次，也有維持數月之久，會自行消失，大部分找不出原因。曾有統計數百例血精案例，發現感染或發炎佔 39%，癌症或外傷各佔 2%，原因不明高達 46%，和縱慾過度或禁慾無關。

近代常利用經直腸攝護腺超音波或核磁共振檢查，來完整掃描攝護腺、貯精囊器官，以利診斷原因。

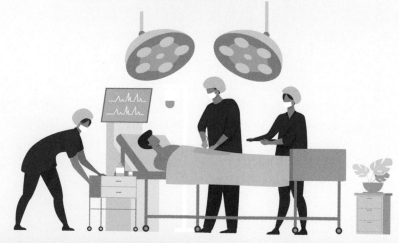

Q8 我的攝護腺特異性抗原（PSA）比正常值高，是不是得了攝護腺癌？

【A】攝護腺癌會使血清中攝護腺特異性抗原升高，且愈惡性、愈廣泛性侵犯或轉移的攝護腺癌，其攝護腺特異性抗原愈高。反過來說，利用監測攝護腺特異性抗原的數值，我們可以早期診斷攝護腺癌。數值愈高，得到攝護腺癌風險愈高。

臨床上，我們以 4ng/ml 為標準，高於此就要嚴格的追蹤或進一步診斷，或可利用攝護腺切片標本來證實癌症的存在。

但攝護腺增生肥大本身也會使攝護腺特異性抗原升高，只是升高的幅度、速度不像癌症快速。我們可以利用肛門指診、攝護腺超音波檢查輔助，評估是否決定切片檢查。

通常攝護腺特異性抗原在 4 ～ 10ng/ml 之間是個灰色地帶，建議配合泌尿科專科醫師的安排切片或定期追蹤，大家不必為了攝護腺特異性抗原指標高一點，就整天坐立難安，擔憂不止，畢竟在此數值之間接受切片的人，得到癌症的機率也不是很高。

PSA 3 ～ 4ng/ml 以下，切片證實癌症機率 5 ～ 10%，PSA 4 ～ 10ng/ml 則為 20%，PSA 在 10ng/ml 以上高達 30 ～ 40%，所以不是超過 4ng/ml 的人都一定有癌症，或者低於 4ng/ml 者，一定沒有癌症，只要定期接受攝護腺的健康檢查即可。

Q9 吃了 α - 阻斷劑，常常低血壓及頭昏、全身倦怠，不服用又排尿障礙，該如何處理？

【A】α - 阻斷劑除作用在攝護腺的平滑肌鬆弛外，也會影響到血管平滑肌，造成血壓低現象，尤其從平躺姿勢突然站立時，會感覺頭暈，站不穩甚至暈倒，又稱姿態性低血壓。有這種情況時，必須告訴醫師，一般改善方式為：

① 選擇另一種較專一性的 α - 阻斷劑，只作用在攝護腺平滑肌，較不影響心臟血管系統。

② 改變服藥劑量，或在睡前服用，減少姿態的變動。

③ 由平躺或坐著站起時，要慢慢的動作。

④ 避開 α - 阻斷劑改為縮小攝護腺的藥物，5α 還原酶抑制劑。

Dr. Me 健康系列 HD0183

[全彩圖解影音版]
完全解析攝護腺肥大診治照護全書

作　　者／李祥生
選　　書／陳玉春
主　　編／陳玉春
協力編輯／林子涵

行銷經理／王維君
業務經理／羅越華
總 編 輯／林小鈴
發 行 人／何飛鵬

出　　版／原水文化
　　　　　台北市民生東路二段141號8樓
　　　　　電話：02-2500-7008
　　　　　傳真：02-2502-7676
　　　　　原水部落格：http://citeh2o.pixnet.net
發　　行／英屬蓋曼群島商家庭傳媒股份有限公司城邦分公司
　　　　　台北市中山區民生東路二段141號11樓
　　　　　書蟲客服服務專線：02-25007718；02-25007719
　　　　　24小時傳真專線：02-25001990；02-25001991
　　　　　服務時間：週一至週五上午09:30-12:00；下午13:30-17:00
讀者服務信箱E-mail：service@readingclub.com.tw
劃撥帳號／19863813；戶名：書蟲股份有限公司
香港發行／城邦（香港）出版集團有限公司
　　　　　香港灣仔駱克道193號東超商業中心1樓
　　　　　電話：852-2508-6231　傳真：852-2578-9337
　　　　　電郵：hkcite@biznetvigator.com
馬新發行／城邦（馬新）出版集團【Cite(M)Sdn. Bhd.(458372U)】
　　　　　11, Jalan 30D/146, Desa Tasik,
　　　　　Sungai Besi, 57000 Kuala Lumpur, Malaysia.
　　　　　電話：603- 90563833　傳真：603- 90562833

城邦讀書花園
www.cite.com.tw

美術設計／張曉珍
攝　　影／梁忠賢
繪　　圖／林敬庭
製版印刷／科億資訊科技有限公司
初　　版／2021年9月16日
定　　價／500元
ISBN：978-986-06681-6-2（平裝）
有著作權 • 翻印必究（缺頁或破損請寄回更換）

國家圖書館出版品預行編目資料

［ 全彩圖解影音版 ］完全解析 攝護腺肥大診治照護
全書/李祥生著. -- 初版. -- 臺北市：原水文化出版：
英屬蓋曼群島商家庭傳媒股份有限公司城邦分公司發
行, 2021.09
　面；　公分
全彩圖解＆影音版
ISBN 978-986-06681-6-2（平裝）

1.前列腺疾病 2.保健常識

415.87　　　　　　　　　　　　　　　110012413